中华经典之道丛书

顾作义　苏胜华◎编著

《黄帝内经》之养生之道

暨南大学出版社
JINAN UNIVERSITY PRESS
中国·广州

图书在版编目（CIP）数据

《黄帝内经》之养生之道/顾作义，苏胜华编著．—广州：暨南大学出版社，2022.8

（中华经典之道丛书）

ISBN 978-7-5668-3319-8

Ⅰ.①黄…　Ⅱ.①顾…②苏…　Ⅲ.①《内经》—养生（中医）—研究　Ⅳ.①R221

中国版本图书馆 CIP 数据核字（2022）第 035137 号

《黄帝内经》之养生之道

《HUANGDI NEIJING》ZHI YANGSHENG ZHI DAO

编著者：顾作义　苏胜华

…………………………………………………………………

出 版 人：张晋升
责任编辑：王燕玲
责任校对：孙劭贤
责任印制：周一丹　郑玉婷

出版发行：暨南大学出版社（511443）
电　　话：总编室（8620）37332601
营销部（8620）37332680　37332681　37332682　37332683
传　　真：（8620）37332660（办公室）　37332684（营销部）
网　　址：http：//www.jnupress.com
排　　版：广州良弓广告有限公司
印　　刷：深圳市新联美术印刷有限公司
开　　本：850mm×1168mm　1/32
印　　张：5
字　　数：80 千
版　　次：2022 年 8 月第 1 版
印　　次：2022 年 8 月第 1 次
定　　价：32.00 元

总 序

中华优秀传统文化历史悠久，博大精深，魅力无穷，是中华民族的“根”、中华民族的“魂”，是中华文化自信的源头与活水，也是中华民族的力量所在。

中华优秀传统文化也是人类共有的精神财富，具有普遍意义。正如习近平总书记指出：“中华文化源远流长，积淀着中华民族最深层的精神追求，代表着中华民族独特的精神标识，为中华民族生生不息、发展壮大提供了丰厚滋养。”①

中华经典是中华优秀传统文化的“精华”，是我们增强中华文化自信、自尊、自觉的积淀；它是超越时空的，跨越国界的，一直能够回应当代人的生活之问，特

---

① 习近平：《习近平谈治国理政》（第一卷），北京：外文出版社 2018 年版，第 164 页。

别是在科技发达、社会巨变的时代，为我们提供了走出价值迷津，防止人性物化的“良方”。学习中华经典也是一个人寻求自我完善的最佳途径。

读经典是与高人对话、与历史对话、与人生对话、与生命对话，是吸收精神滋养，开启智慧，丰富人生。经典穿越时空，观照当下，照亮未来。读经典要“入乎其中，又出乎其外”，要消化、吸收、更新。学习经典要从认知入手，朗读、记忆、思考，然后去体悟和运用。读经典最有效的办法是带着问题去研读，这样才能有收获。我们如果能有一个读书计划，每两个月读一本，一年读六本，三年的时间也可以精读十八本。如果能立志、坚持，一定能实现博学、笃行。

当下，有些人对中华传统文化的理解，大多局限于“中国结”“功夫”“美食”“手艺”等符号化、浅表性的平面维度上，缺乏对其精神内核、价值理念、道德思想和审美情趣的学习和研究，其实，这些才是中华优秀传统文化最宝贵、最核心的内容。而这些宝贵的精神思想和审美理念，都蕴含于中华经典之中。从形式范畴的角度来看，中国传统文化的结构可以划分为五个层面，即“道”“器”“法”“术”“势”，如下所示：

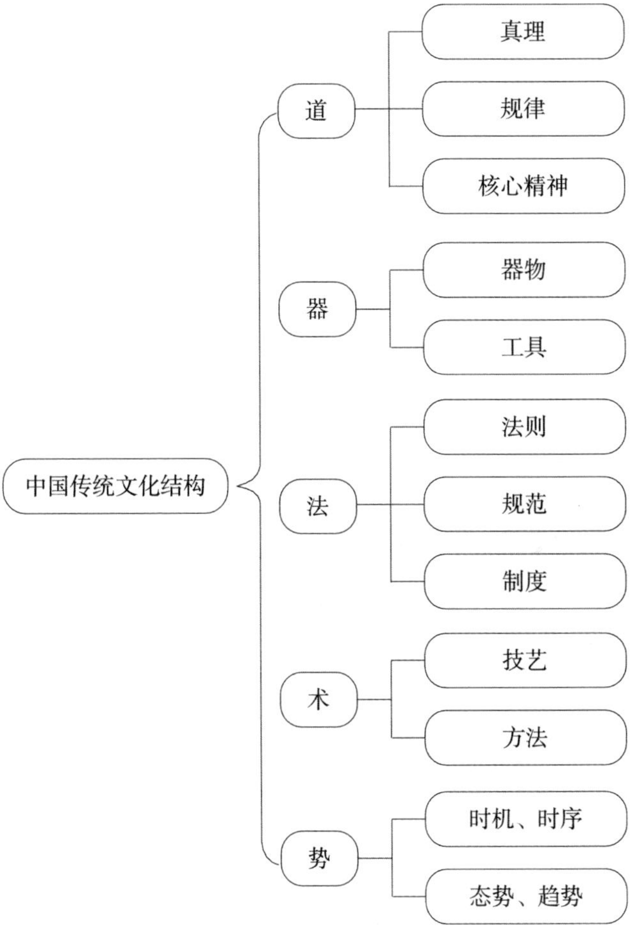

如果从内容范畴着眼，可把中华优秀传统文化划分为三个层次：

1. 第一个层次：道

“道”涵括两个方面：①精神基因、价值取向；②世界观、方法论。具体包含：

（1）“天下为公”的社会理想；

（2）“天人合一”的生存智慧；

（3）“民为邦本”的为政之道；

（4）“民富国强”的奋斗目标；

（5）“公平正义”的社会法则；

（6）“和谐共生”的相处之道；

（7）“自强不息”的奋斗精神；

（8）“精忠报国”的爱国情怀；

（9）“革故鼎新”的创新意识。

2. 第二个层次：德

“德”指向行为方式，具体包含：

（1）“中庸之道”的行为方式；

（2）“经世致用”的处世方法；

（3）“仁者爱人”的道德良心；

（4）“孝老爱亲”的家庭伦理；

（5）“敬业求精”的职业操守；

（6）“谦和好礼”的君子风度；

（7）“包容会通”的宽广胸怀。

3. 第三个层次：艺

“艺”涵括艺术形态和审美情趣，具体包含：

（1）“诗书礼乐”的情感表达；

（2）“琴棋书画”的艺术情趣；

（3）形神兼备、情景交融的美学追求；

（4）俭约自守、中和安泰的生活理念。

那么，如何学习和弘扬中华优秀传统文化呢？习近平总书记提出了“双创”的原则——“创造性转化、创新性发展”。具体来说，就是应力求做到五个“贯通”：

第一，贯通儒、释、道。中国传统文化的发展脉络是“一源三流”，如下所示：

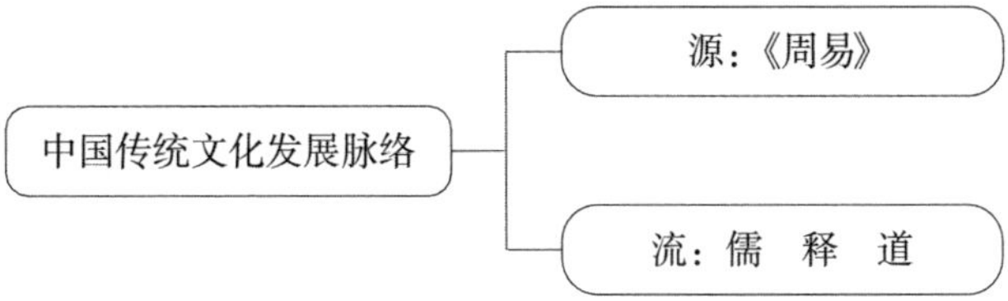

儒、释、道可以说是中国传统文化的三大支柱，既有共同的思想与理念，也有不同的观点与方法。可以说，它们是你中有我，我中有你，但又各具特色。如儒家的

“入世”与佛家的“出世”，儒家的“有为”与道家的“无为”，都存在内在的联系，只有取长补短、博采众长，才是科学的态度和正确的方法。

儒、释、道三家各有其独特的理论体系，发挥着独特的功能，它们之间不完全是对立的，有着很强的互补性。儒学是养性，主要讲为人处世的德行，用“仁、义、礼、智、信”作为准则，讲的是如何处理好人与人之间的关系。释家即佛学是养命，主要讲的是人自身的身心和谐，讲的是人的“灵性”，是一种对生命的终极关怀。佛学认为“心生万法”，修命可以理解为“修心”。道学是养身，“万物与我为一”“道法自然”，主要是讲人与自然的关系，要与自然和谐相处。人的身、心、性、灵的修养，离不开“三教”的学问，必须融会贯通。历史上不少思想家如王阳明、梁启超、梁漱溟等都是跨“教”的高手，他们善于把“三教”的思想融会贯通。其实，在中华经典中，“三教”的经典是互相渗透的。有人说，人生的最高境界是：佛为心，道为骨，儒为表。

第二，贯通“道、术、势”。中华优秀传统文化有三大基本内容，一是“道”，这是真理、规律，是中国传统文化的核心精神，“道”决定了“德”，表现为

“术”，适用于“势”，学习领悟传统文化关键在于“悟道”“行道”；二是“术”，这是“道”的表现形式和创造方式，是中国人的思维方式在行为上的表现，也是实现“道”的策略和方法；三是“势”，这是事物的发展趋势、形势，是当下的运用，是“道”与“术”的落脚点。中华优秀传统文化的学习和运用，要用“道”来统率“术”和“势”，直达文化的内核，这是领悟传统文化的根本。为此，学习中华优秀传统文化要把重点放在明道、养德、启智。

第三，贯通文、史、哲。哲学家培根说：“读史使人明智，读诗使人灵秀，数学使人周密，科学使人深刻，伦理学使人庄重，逻辑修辞之学使人善辩。凡有所学，皆成性格。”在对经典的解读中，文学可以把抽象的理论讲得生动有趣，史学可以以史为鉴、启智明理，哲学可以使之深刻透彻，把这三者贯通起来可以相得益彰，实现道、德、艺的统一。

第四，贯通古今。经典的学习是以古鉴今，古为今用。这就要适应时代的变迁，与时俱进，立足当下，关注现实，从中寻找解决现代人心灵、道德困境的方法。

第五，贯通中西。中华优秀传统文化是中国的，也是世界的。对中国传统文化妄自菲薄是缺乏自信的表现；而夜郎自大，对外来文化加以排斥则是傲慢的表现。因此，必须互相尊重、理解、借鉴、交流，一方面，要用开放的胸襟接纳、借鉴外来的文化并加以创新，把西方优秀文化本土化；另一方面，让中华优秀传统文化走向世界，增进世界对中国文化的理解，增强中华文化的创新力、感召力和影响力。

习近平总书记 2014 年 9 月 24 日在纪念孔子诞辰 2 565 周年国际学术研讨会暨国际儒学联合会第五届会员大会开幕会上的讲话指出："在带领中国人民进行革命、建设、改革的长期历史实践中，中国共产党人始终是中华优秀传统文化的忠实继承者和弘扬者，从孔夫子到孙中山，我们都注意汲取其中积极的养分。"

然而，经典毕竟是几千年前的产物，随着时代的进步，有的内涵发生了变化，我们不能"食古不化"，而应在中国文化优秀基因的基础上，赋予其新的内涵并加以丰富和发展，这就需要进行现代解读，这个解读就是习近平总书记指出的进行"创造性转化、创新性发展"。具体来说，解读的方法有以下几种：一是选择新的视角。经典的内涵是丰富的，全面的学习是一个基础。在此基础上，要观照当下，紧扣当今人们的精神呼唤，直面新需求、新问题，用新的视角去解读、去体悟，从中获得新的答案。二是实现新的转化。中华经典是历史的产物，随着时代的发展，必然有新的语境、新的要求，为此，在转化中要“不忘本来”，不忘中华优秀传统文化的根脉，注入时代精神，赋予新的内涵，焕发其生机和活力；要“吸收外来”，以开放的心态，接纳世界的优秀文化，取长补短，博采众长，既不自卑，也不自大；要“面向未来”，着眼于造福子孙万代和永续发展，为未来的发展夯实根基，提供不竭的精神动力和力量源泉。三是致力于新的超越。经典可以温故知新，思想文化的新发现，科学技术的新发明，为新思想、新观点创造了新条件，这就要在新的时代加以丰富和发展。正是基于以上的认识，我从几年前着手进行“中华经典之道丛书”的写作，完成了《〈劝学〉之学习之道》《〈黄帝内经〉之养生之道》《〈道德经〉之辩证思维之道》《〈菜根谭〉之处世之道》《〈庄子〉之生命关怀之道》《〈六祖坛经〉之修心之道》《〈人物志〉之用人之道》《〈列女传〉之女性修养之道》等。这一丛书的写作有三方面考虑：一是分主题切入，分类选择主题，集中于某一个侧面进行解读；二是观照当下，关注现实，结合当代人的现实生活，以古鉴今；三是力求通俗易懂，经典大多比较深奥难懂，为此，必须用现代的语言进行讲解，用讲故事的方法来阐述道理。

“中华经典之道丛书”中每一册以一部经典为范本，选择一个主题作为切入点对经典进行导读，始终在“贯通”两字上下功夫，观照当下，学以致用，寻找传播、普及中国传统文化的新路径，这也是一种新的尝试。

“中华经典之道丛书”的写作，让我重温经典，对我来说是一次再学习，我从中增长了知识，更为重要的是完成了心灵的修炼，虽然辛苦，但乐在其中。由于能力、水平有限，本丛书一定存在一些不足，期待得到读者的指正。

是为序。

作者于广州

2022 年 3 月 25 日

目　录

总　序 ………………………………………… 001

引　言 ………………………………………… 001

第一讲　《黄帝内经》是一部科学的养生宝典 ………………………………………… 009

一、从汉字的起源看“养生”二字的含义 ………………………………………… 015

二、健康、快乐和长寿是养生的最高境界 ………………………………………… 021

三、“未病先治（防），小病早治”是养生的基本方略 ………………………… 028

四、“法于阴阳，和于术数”是养生的基本原则 ………………………………… 033

五、“外御邪风，内养情志”是养生的基本方法 …… 043

第二讲 “天地人和”是养生的精髓 …… 047
一、“天地人和”是一个自然法则 …… 048
二、“天地人和”要“法于阴阳” …… 054
三、“天地人和”要“和于术数” …… 072

第三讲 养形重在养气、养血、养筋 …… 085
一、养形要注重养气 …… 087
二、养形要注重养血 …… 101
三、养形要注重养筋 …… 103

第四讲 养神重在养德、养情、养志 …… 107
一、神是人身心的主宰 …… 110
二、养神首先要养德 …… 115
三、养神要重“调情志” …… 124

附录 中国居民平衡膳食宝塔的说明 …… 136

参考文献 …… 143

引　言

“生、老、病、死”是人生旅程中的四个必然阶段，“生”与“死”是人生的起点和终点，孔子说：“死生有命，富贵在天”，生与死往往是个人难以把控的。我们唯一能选择的是“生”的过程，即如何健康地“活着”，快乐地“活着”，让人生过得有意义、有价值。所以，孔子在《论语·先进篇》中说“未知生，焉知死?”意思是说，没有认识“生”的价值和意义，怎么会真正地理解“死”的道理？孔子认为生死不可分割，只有知道“如何生”与“为何生”，才能明白“死”的意义。离生而言死，必是荒诞；离死而言生，必是愚昧。他要求人们活在当下，珍惜今天。

我们常说要厚生、尊生、摄生、乐生、长生，这是人生的追求，就是说人生要追求一个健康的生命运行机制和健全的心智，即生命健康，无病无痛地活着，身心愉快地活着，安康长寿地活着，从容、优雅地走到人生的终点。“健康”“愉快”“长寿”和“善终”，可以说是人们梦寐以求的愿望。而实现这一美好愿望的有效途径就是养生。

当代中国，社会经济稳步、快速发展，物质生活日益丰富，人们的温饱问题已经得到解决，但生命健康问题却越来越突出、为人们所关注，社会上出现了大量的亚健康群体。虽然医院越来越多，医疗设备也越来越先进，但医院总是人满为患，病人越来越多。健康作为一个沉重的话题，开始成为当代人日益关注的问题。下面的一组数据反映了国民的健康状况：

从全国医疗机构诊疗人次看，2014 年为 76 亿人次，到 2019 年上升为 87 亿人次，仅 5 年就增长了 11 亿人次。（见《中国卫生健康统计年鉴 2020》）

从人均寿命看，2019 年中国人均寿命为 77. 3 岁，居世界第 53 位。与发达国家相比，仍然有一定的差距。其中，日本位居世界第一，人均寿命为 83. 7 岁。

从健康生活看，2017 年中国居民健康素养水平仅为 14. 18%，可见，提高国民的健康素养迫在眉睫！

国家秉持以人为本、生命至上的理念，把提高国民的健康素质作为提高整个民族素质的基础工程和战略目标，于2015年提出了建设“健康中国”的口号。这是新中国成立以来国家第一次提出“健康中国”的概念，具有重要的战略性意义。

2019年7月，国务院为落实中共中央、国务院发布的《“健康中国2030”规划纲要》（以下简称《纲要》），印发了《国务院关于实施健康中国行动的意见》（以下简称《意见》）。《意见》指出：“人民健康是民族昌盛和国家富强的重要标志，预防是最经济最有效的健康策略。”《纲要》把人民健康提高到民族兴旺和国家富强的高度去认识，把“治未病”作为健康策略，这个理念具有科学性和战略性。

《意见》分析了国民的健康状况，指出“心脑血管疾病、癌症、慢性呼吸系统疾病、糖尿病等慢性非传染性疾病导致的死亡人数占总死亡人数的88%，导致的疾病负担占疾病总负担的70%以上。居民健康知识知晓率偏低，吸烟、过量饮酒、缺乏锻炼、不合理膳食等不健康生活方式比较普遍，由此引起的疾病问题日益突出。肝炎、结核病、艾滋病等重大传染病防控形势仍然严峻，精神卫生、职业健康、地方病等方面问题不容忽视”。《意见》对国民健康问题的根源作了中肯的分析。

《意见》对实施“健康中国”行动提出了总体思路，强调“坚持预防为主，倡导健康文明生活方式，预防控制重大疾病”，“从以治病为中心转变为以人民健康为中心”，并相应提出了十五个主要任务。《意见》不仅针对性强，操作性也很强。

健康是人民全面发展、生活幸福的基石，也是国家繁荣昌盛，社会文明进步的重要标志。

什么是健康？汉字的“健”，《说文·人部》：“健，伉也。从人，建声。”本义为强壮有力。如“天行健，君子以自强不息”。“康”，甲骨文为，从庚（摇铃），下边四点象征摇铃发出的乐声，表示正在演奏乐铃。后延伸指四通八达的路，如康庄大道。《释名》：“康，昌也，昌盛也。”《谥法》：“渊源流通曰康。”从汉字的解读看，气足有力为健，经络通畅顺达为康。健康是指一个人在身体、精神和社会等方面都处于良好的状态。世界卫生组织指出“健康不仅是没有疾病，而且还包括躯体健康、心理健康、社会适应良好和道德健康”。这一论述指出了“健康”的四大内容，即躯体健康、心理健康、道德健康和良好的社会适应能力。我们可以用三方面来概括“健康”的标志，即身体无病痛，心里无烦恼，行为有道德。

生命哲学家柏格森更为重视的是精神健康，认为健康是指“在对行动抱有热情，灵活地适应环境的同时，具有准确的判断力、不屈的精神和正确的认识”。这种看法认为健康不仅是身体没有异常，而且是每天醒来后对生活充满热爱，对当天的工作立刻涌出不可抑制的热情，即生命充满热情、活力。

那么，健康从何而来？一句话总结：从养护中来，从预防中来。

预防疾病是每个家庭不可或缺的保护墙，预防不是改变生活，而是防止美好的生活被改变。

李开复患癌后在抗癌期间写的《向死而生：我修的死亡学分》一书，给人们以警醒，他说：“我正处在人生最好的时候，我身上还带着经历过苹果、微软和谷歌打磨过的光环……投资人对我信赖有加……我在微博拥有五千多万粉丝……一切一切，几乎可以算得上是完美无缺了，可是老天却在此时给了我狠狠的一击！”

一个人如果没有了健康甚至生命，再多的财富，再耀眼的光环，也都没有实际的意义！

有的人没病时，总是心存侥幸，认为自己还年轻、还强壮，觉得疾病与自己无缘。因此，日夜奔忙，劳心劳力，无休止地加班，不惜透支体力和精力，直至疾病缠身才追悔莫及。有的人，人生上半场透支身体赚来了钱，下半场却花钱养身体，得不偿失，留下了许多遗憾。

健康是人生最宝贵的财富。关于健康的重要性，与其躺在病床上领悟一百次，还不如健康时就领悟一次，这才是明智之举。

一个聪明的人应懂得，所有的物质再高档，都比不上自己的生命珍贵。要谨防“以身发财”，学会“以财发身”，在财与命中，生命应为第一位。在温饱问题解决以后，放慢生活的节奏，张弛有度，做到养生和工作两不误，这才是正确、聪明的选择。

健康的身体是快乐之源、幸福之本，也是成功之基。在现实生活中，有的人不重视身体健康，以牺牲健康为代价去赚钱，这是一种缺乏远见的行为。

漫漫人生路上，没有一个健康的身体，我们如何承担工作的重任，如何享受生活的快乐，如何与相爱的人白头到老，如何为子女遮风挡雨，又如何实现人生最大的价值？其实养护好自己的身体，才是对自己、对家庭的最大珍惜，才是对社会、对国家最大的贡献。

很多人也许知道健康很重要，但有的不懂养生之道，有的则无法做到知行合一，这就是健康的人很少，而亚健康和患疾病的人却越来越多的缘故。

中国古人把生命健康放在人类生存、发展中的第一位，提出了至今仍然有用的生命健康的理念和科学养生的方法，《黄帝内经》就是其中的一部经典，其不但是中医中药的典籍，还是提高国民健康素养的教科书。今天，我们常常看到许多大医院门庭若市，医生应接不暇，这种现象值得深思。假如国民健康素养不提高，建再多的医院也无济于事。为此，必须把提高国民的健康素养，把“预防为主”作为保障国民健康的基本方略。正是基于中国国民现实的健康状况和提高国民健康素养的迫切需要，我选择了写作《〈黄帝内经〉之养生之道》一书。皆因《黄帝内经》奠定了人体生理、病理、诊断以及治疗的认识基础，是中国影响极大的一部医学著作，被称为医之始祖。

第一讲 《黄帝内经》是一部科学的养生宝典

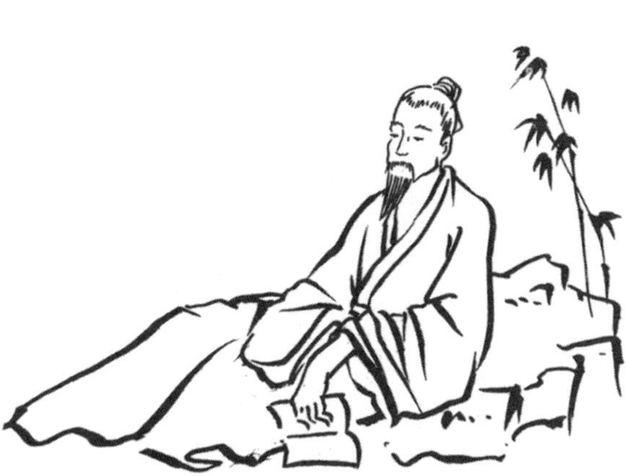

《黄帝内经》以天、地、人、自然一体的思想，系统论述了人的生理、病理、心理疾病诊疗的原则和方法，是中国现存最早的一部医学类典籍，被尊称为“医家之宗”。《黄帝内经》还是一部中医养生宝典，论述了身心调养、性情陶冶、气血调摄、疾病预防等养生防病的知识和方法。对医生来说，它是诊病治病的教科书，对普通人来说，它是养生的教科书。

《黄帝内经》以黄帝和岐伯等人的对话形式写成，分为《素问》和《灵枢》两部分，各八十一篇。

首先，我们对《黄帝内经》作一个粗略的介绍。

(一)《黄帝内经》名称由来

这部中医经典，为什么起这一名字？为何用“黄帝”命名？

轩辕黄帝是中华民族的始祖，是中国远古时期部落联盟的首领。司马迁在《史记卷一·五帝本纪第一》中记载：“黄帝者，少典之子，姓公孙，名曰轩辕。生而神灵，弱而能言，幼而徇齐，长而敦敏，成而聪明……顺天地之纪，幽明之占，死生之说，存亡之难。时播百谷草木，淳化鸟兽虫蛾，旁罗日月星辰水波土石金玉，劳勤心力耳目，节用水火材物。有土德之瑞，故号黄帝。”

司马迁说，黄帝是少典氏族的子孙，姓公孙，名叫轩辕。他自出生就显得很有灵性，出生没多久就会说话；幼年时就思维敏捷，智慧过人；少年时诚实勤奋；成年以后是非善恶的分辨能力很强。司马迁高度评价了黄帝的功绩，说他顺应天地四时的规律，推测阴阳的变化；讲解生死的道理，论述存亡的原因；按照季节播种百谷草木，驯养鸟兽蚕虫；测定日月星辰以定历法，收取土石金玉以供民用；教导民众做事要勤身劳力，有节度地使用水、火、木等各种资源。他做天子时，曾有土属性的祥瑞征兆出现。因土色黄，所以人们称他为黄帝。黄帝是万民敬仰的人，孔子评价他为“生而民得其利百年，死而民畏其神百年，亡而民用其教百年”。《黄帝内经》用“黄帝”命名体现了人们对黄帝的敬仰，也体现了其学说的权威性。

这部中医经典，为什么叫“内经”？

吴昆在《吴注黄帝内经素问》中说：“五内阴阳谓之内，万世宗法谓之经。”“五内”指的是人体的五脏，“阴阳”指生命变化的规律，“万世宗法”指世世代代要效法的经典，“内经”就是这样来的。《黄帝内经》是一部讲内观、内求、内修、内炼、内养的生命宝典。《黄帝内经》讲祛病的方法，关键是内观，观看自己的五脏六腑，观看自己的气血流动，通过调节气血，畅通经络，调和脏腑来达到健康、长寿。故《黄帝内经》侧重于讲“养”，讲用方原则，而很少讲“治”，整部书里面只有 13 个药方。

《黄帝内经》要求每一个人都要关注自己的生命健康。合理饮食、四时调摄、情志调养都要靠自己，把健康寄托在医生身上是不可靠的，健康就在自己手中，生命更在自己的内求当中，光靠外求是不能健康长寿的。

（二）《黄帝内经》上下篇为何叫《素问》和《灵枢》

上篇为何叫《素问》?

汉字“素”小篆为，从糸，从花，像花朵下垂之形，表示丝织物如天然花朵一样光润、柔软、下垂。《说文·素部》：“素，白致缯也”，《吕氏春秋·知度》云：“行其情，不雕其素”，不雕其素，即保持本然状态。中国有句俗话叫作“病去如抽丝”，形容祛除病邪要有耐心，要靠自身的免疫力去修复身体，恢复健康是一个从细微之处开始的长期的过程。“素”字蕴含着人的机体“丝丝相连”和治病的“一丝不苟”。全元起在《黄帝内经·素问》中注曰：“素者，本也。问者，黄帝问岐伯也。”由此可见，素问，就是关于“本然”“本来”的“问”，也可以理解为黄帝与岐伯等人关于疾病与健康的平素问答，是对生命的追问，即生命是什么？生命为什么？生命怎么过？也是疾病预防之问、养生之问、长寿之问。

下篇为何叫《灵枢》？

灵，金文为，会祭神求雨之意。小篆为，表示女巫跳舞降神。《说文·玉部》：“灵，灵巫。以玉事神。”本义为巫奉玉舞蹈以降神。延伸指灵验、神机、灵巧、谋略。枢，从木，区声。《说文·木部》：“枢，户枢也。”本义为门上的转轴，引申义指事物的重要部分或中心环节，起着决定性的作用，如枢纽、中枢。从字面上看，“灵枢”是指人体灵性的枢纽——经络，经络通而心性灵动。

《灵枢》讲的就是如何使人的血脉“畅通”，要通过什么样的途径来“通”。人的身体畅通包括：一是血脉通，是血的“通”；二是神气的“通”，也就是“经络通”；三是水气的“通”，就是“三焦通”，这些都是灵性的枢纽。《灵枢》讲的就是如何用针灸、导引、按摩、砭石、药物等手段，使人体通畅，身心和谐。如果通道不畅，身体气机受阻，不仅使人的身体在生理上发生病变，同时人的心理、心灵也会受到影响，身体的灵性也就会消失。因此，灵性是否畅通决定了人是否健康。

《素问》《灵枢》为什么各为八十一篇呢？

这是中国古人重数思维的结果。根据《黄帝内经》的观点，“天地之至数，始于一，终于九焉”，“九”为数之极。“九九八十一”象征着生命的意义之大、之长、之极。

《黄帝内经》是一部关于促进生命健康的百科全书，它的基本内容包括：整体观念、阴阳五行、脏象经络、病因病机、诊治原则、预防养生和运气学说。最为珍贵的是，《黄帝内经》系统地阐述了中医的养生学说，主张养生、摄生、益寿、延年。这体现了中国传统文化对生命及生命规律的认知、态度、实践，也打开了人类对未知疾病防治的新思路。按照《黄帝内经》提出的方法去养生，就可以使一个人从凡人到贤人，到圣人，到至人，最终到达真人的境界，可以使人活得“高寿”“高尚”“高兴”，使自己的生命达到“三高”的境界。这三个境界体现了生命价值的“三个维度”，也是《黄帝内经》倡导的养生追求，即生命的长度——高寿，生命的道德温度——高尚，生命的厚度——高兴。这“三个维度”，不但使人的生命有长度，而且有质量、有价值，包含着身心的愉悦和人生创造的价值。

一、从汉字的起源看“养生”二字的含义

讲“养生之道”，我们可以从“养生”二字的起源去解读“养生”的意义、内涵和途径。

养，形声字。甲骨文为，由（羊）和（攴，手持鞭子）组成，表示手持鞭牧羊，含放牧饲养之意。金文为，承续了甲骨文字形。篆文为，由（羊）和（食，喂食）组成，从食，羊声，突出了用食饲养之意。古代称放牛为“牧”，称放羊为“养”，后来“养”专指圈喂家畜、家禽。

《说文·羊部》：“养，供养也。从食，羊声。”意思是说，养，意为供养。动植物的成长需要足够的能量，即养分、养料。养，用于人，是培养、休养、养育，如“我善养吾浩然之气”“善养生者，慎起居，节饮食”。《周礼·天官》：“以五味、五谷、五药，养其病。”《礼记·郊特牲》：“凡饮，养阳气也；凡食，养阴气也。”孔子在《论语》中说：“今之孝者，是谓能养。至于犬

马，皆能有养；不敬，何以别乎？”

“生”，象形字。甲骨文为，金文为，两者都像一棵植物在地上生长出来的样子，下为土地，上为刚出土的小草芽。篆文为。隶书变楷书写作“生”。

《说文·生部》：“生，进也。象艸木生出土上。凡生之属皆从生。”“生”的本义为草木长出、生长，引申义有很多，如生育、生命、生存，按《说文解字》的解释，“生”是一种进取、进步、进入、进行的状态，后引申为凡有渐进现象的都属“生”之列。

从“生”字的生发层次看，可分为如下几层：一是从无到有的成长状态，如生育、生殖、生养、生产等；二是从少到多的渐进现象，如滋生、生火、生变、生病等；三是生命变化的不同状态，如浮生、安生、转生、养生等；四是人的情感变化的现象，如生硬、生冷、生涩、生分等。

综上所述，养，就是保养、调养、补养；生，就是生存、生长、生化。“养生”，就是养与生的有机统一，通过接纳、生化，转化为生命的能量的过程。清代名儒戴震说：“人之血气心知本乎阴阳五行者，性也。如血气资饮食以养，其化也，即为我之血气，非复所饮食之物矣。”人的心理需要得于饮食之养，饮食之养在于“化”。“化”的能力强，就能达到摄生、养生、保生、延生的目标。所以养生是遵循生命发展的规律，通过调摄、消化、转化，达到身心健康、延长寿命的目标。

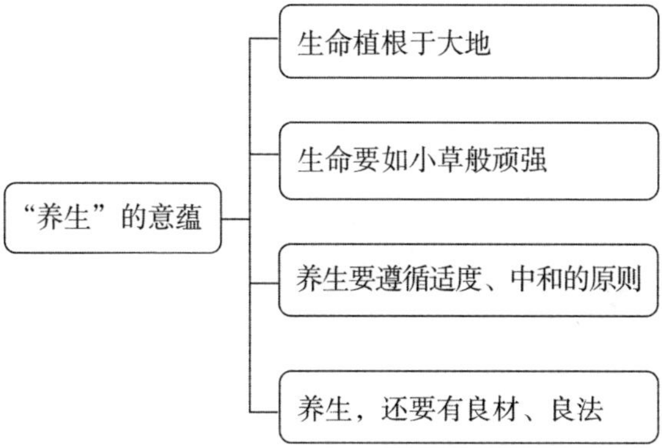

具体来说，“养生”二字包含如下意蕴：

第一，生命植根于大地。大地滋养着万物的生长，将万物兼收并育。传说女娲造人，是把泥土捏成人形，并吹了一口气，泥人就变成了有生命的生物。《易传·系辞下》：“天地细缊，万物化醇；男女构精，万物化生。”意思是说，“天地二气缠绵交集，万物化育醇厚；男女阴阳交合其精，万物化育孕生。”《易传》认为人是男女阴阳两气交合而孕生的。人体的元素与地球的元素是相通的。地球有金、木、水、火、土五行，人的身体有五脏；地球有阴、阳之分，人类有男、女之别，人的生命现象是从卵生到胎生的进化过程。从这个意义上看，人来自大地，也终应回归于大地。

《易传·系辞下》曰："天地之大德曰生"，意思是说，天地最根本的性质是化生万物。《易传·系辞上》说："生生之谓易"，生生，指阴阳相互转化，故天地生生不息。养生也就是让生命生生不息。

有这样一个故事：

老师给三位学生布置同样的任务——到花园去采集一份最有价值的东西。不久，三个人都回来了。第一个摘来一朵鲜艳的玫瑰，第二个捉来一只斑斓的蝴蝶，第三个捧来一把黑乎乎的泥土。老师看了第一个，皱了皱眉头，看了第二个，摇了摇头，看到第三个时点了点头说："泥土沉甸甸，有了它，就能种出芳香的玫瑰，引来美丽的蝴蝶。况且，玫瑰终会凋零，蝴蝶终会飞走，真正坚定地守望在这里的是黑色的泥土。"

这个故事说明，人们往往会忽视不声不响的“泥土”，只重视结果，不追寻本源。同时，也告诉我们：一个绚丽多彩的生命，必须植根于大地的泥土之中，从大地中吸收营养，茁壮成长，这就是所谓的“接地气”。一个人要想有健康的身体，就要经常在大地上行走，长期不“接地气”，就会阴阳失衡。

第二，生命要如小草般顽强。“生”的甲骨文和金文都像是土中生长的草木嫩芽形，意指草木破土而出，显示了生命勃勃的生机和力量。如小草，给大漠带来绿洲，即使在缺水很严重的地方，只要有一点水分，它就能存活；即使经历磨难，它也能顽强地生长。“野火烧不尽，春风吹又生。”夏衍先生说：“生命开始的一瞬间就带着斗志而来的草才是坚韧的草，也只有这种草，才可以傲然对那些玻璃棚中养育的盆花嗤笑。”小草非常普通，但又非常珍贵。人的生命也应像小草一样，扎根于大地，顽强地生长，为大地添绿。

第三，养生要遵循适度、中和的原则。科学养生关键在于饮食与身心的协调。“养”字从介。“介”是两者之间，是人与自然的和谐相处，是物质和精神的双重调养，人物融洽、身心调和，才是健康的养生之道。正如

《吕氏春秋·尽数》中所说："天生阴阳、寒暑、燥湿、四时之化、万物之变，莫不为利，莫不为害。圣人察阴阳之宜，辨万物之利以便生，故精神安乎形，而年寿得长焉。"

饮食均衡是养生中很重要的一方面。通常认为，食物为人体提供生长发育和健康生存所需的各种营养素，这是食物最主要的功能。因此，要注重营养的均衡和饮食的节制。其实，中医很早就认识到食物不仅能提供营养，而且能疗疾祛病。食疗其实比药疗更重要。俗话说："是药三分毒"，食疗的特点在于无伤害。食疗关键在于适合个体和营养结构，因此，医生也应是营养师。

身心的和谐是养生的基本要求。精神强盛、心理健康可以使正气内存，使人延年益寿；相反，精神萎靡、心理颓废便会带来负面情绪，影响五脏六腑的气血运行，重则折寿夭亡。孔子在《论语·雍也》中说："知者乐水，仁者乐山；知者动，仁者静；知者乐，仁者寿。"在我们的生活中有三种"快乐"是有益于身心健康的，即以遵循礼乐的节律标准为乐，以赞扬和学习别人的长处为乐，以广交贤良仁德的朋友为乐，它们可以培养人的仁性心理和精神品格。只有从内心到外表养成一种良好的生活习惯，掌握科学的养生方法，才能做到健康长寿。

第四，养生，还要有良材、良法。“养”的繁体字为“養”。在古代，羊是祥兽，不仅用于祭祀，也用于膳食。羊不但美味，也具有较高的营养价值。故“养”离不开“羊”。今天，养生要有一个合理的饮食结构，同时，养生也要有良方、良法，即科学文明的生活方式，这是养生之本。

从“养生”二字的字源来看，养生之道就是通过保养、维护等方式，提高生命质量，保持良好生命状况的法则。

二、健康、快乐和长寿是养生的最高境界

在人生的价值坐标上，与财富、名利相比，健康处于最高价值的位置。我们可以花钱买药物，但不一定能买来健康。金钱、名誉、权力是建立在健康身体的基础上的。有了健康，可以获得金钱、名誉和权力，而金钱、名誉和权力不一定能换来健康。《素问·上古天真论篇》首论生命的价值和重要性，把养生得道的人称为“真人”“至人”“圣人”“贤人”。

黄帝曰："余闻上古有真人者，提挈天地，把握阴阳。呼吸精气，独立守神，肌肉若一。故能寿敝天地，无有终时。此其道生。

"中古之时，有至人者，淳德全道，和于阴阳。调于四时，去世离俗。积精全神，游行天地之间，视听八达之外。此盖益其寿命而强者也。亦归于真人。

"其次有圣人者，处天地之和，从八风之理，适嗜欲于世俗之间，无恚嗔之心。行不欲离于世、被服章，举不欲观于俗。外不劳形于事，内无思想之患。以恬愉为务，以自得为功。形体不敝，精神不散，亦可以百数。

"其次有贤人者，法则天地，象似日月。辨列星辰，逆从阴阳。分别四时，将从上古。合同于道，亦可使益寿而有极时。"

依据养生修养成就之高低，可分为真人、至人、圣人、贤人四种。至真之人，是养生修养最高的人。

黄帝说，他听说上古时代有被称为真人的人，他们掌握了天地阴阳变化的规律，吐旧纳新，吸收天地间精纯的精气，超然独处，以保持精神内守，身体与精神合而为一。所以能与天地同寿，没有终了之时，这就是他们修道养生的结果。

中古时代有被称为至人的人，他们的道德淳朴完美，符合天地阴阳的变化，适应四时气候的变迁，远离世俗的喧闹，积蓄精气，集中精神，悠游于天地之间，所见所闻，能够广及八方荒远之地。这是能够延长寿命，身体强健的人，这种人也属于真人的行列。

其次有被称为圣人的人，能够安居平和的天地之间，顺从八风的变化规律，调整自己的爱好以适应世俗习惯，没有恼怒怨恨的情绪。行为上不想脱离尘世，穿特定服装去做官，举止上不想参看世俗规范。在外不使身体为事务所劳伤，在内不使思想有过重的负担。以清净愉悦为本务，以悠然自得为满足，所以形体不易衰惫，精神也不易耗损，寿命也可以达到百岁左右。

再次有被称为贤人的人，能效法天地的变化，观察日月的运行，分辨星辰的位置，顺从阴阳的消长，根据四时的变化来调养身体，追随上古真人，以求合乎于养生之道，这样的人也可以延长寿命，但也有终结的时候。

从以上“四种人”的分析中，我们可以看到人的生命的价值：

第一，天地之间，唯人最贵。《素问·宝命全形论篇》："黄帝问曰：天覆地载，万物悉备，莫贵于人。人以天地之气生，四时之法成。君王众庶，尽欲全形，形之疾病，莫知其情，留淫日深，著于骨髓。"

黄帝问道：天地之间，万物俱全，但没有什么比人更为宝贵的。人禀受天地之气而生存，并顺应四时规律而生活着。无论是君王，还是平民，都愿意保持形体的健康，但往往身体有了疾病，病轻时自己也不知情，因此病邪就日积月累，潜藏骨髓之内，不易去掉了。

孙思邈在《备急千金要方·养性篇》中说："天地之性，唯人为贵。人之所贵，莫贵于生。唐荒无始，劫运无穷。人生其间，忽如电过，每一思此，罔然心热。生不再来，逝不可追，何不抑情养性以自保。"为什么说"唯人为贵"？这是因为在天地之间，人与其他动物之间的差别在于人能劳动、能思考、能创造，是高等动物，故天、地、人被称为三才。而"人之所贵，莫贵于生"，这是因为人生如过隙，在人类的历史长河中，人的生命只不过是一瞬间。人的生命只有一次，只有出发的"车票"，没有返程的"车票"。为此，要珍惜当下，善于养生，在有限的生命中，享受人生，创造价值。而人的生存要依靠阳光、雨露、大地，必须顺应四时的运行规律，才能远离疾病，具有健康的形体。

第二，生命健康是人的第一需求和其他价值的载体。正如洪昭光教授所说："健康是'1'，金钱、财富、爱情、事业等都是'0'。没有前面的'1'，后面就是加上再多的'0'都没有用。"健康也是幸福生活的基础，没了健康，再多的财富，也无福享受；没了健康，功名利禄都是虚无。

第三，生命健康和长寿是生命价值的一体两面。《黄帝内经》指出，要"以恬愉为务"，认为健康是快乐之本，没有病痛地活着，才是快乐的。同时，还要有生命的长度，即幸福与长寿是相辅相成的。

第四，生命的长度在一定程度上也决定了人生的成就。人生如"马拉松"，比的是耐力和后劲，没有一定的生命长度，其人生价值往往难以实现。寿命长可以做更多的事，成就也会更大。三国时的诸葛亮可以说是一位旷世奇才，但由于日夜操劳，身心俱疲，寿命只有 53 岁。正如杜甫诗云："出师未捷身先死，长使英雄泪满襟。"而他的对手司马懿，一生注重养生，不但经常练习"五禽戏"，而且注意劳逸结合，讲究饮食，调节情志，熬过了诸葛亮，熬过了曹家三代人，成为三国时期的赢家。因此说，人生下半场，拼的是健康，活得久才是强者。在人生的这场马拉松中，健康就是最大的本钱，健康决定结局，决定成败。

老子认为“不失其所者久，死而不亡者寿”。意思是说，坚守自我，不丧失自我，这样的人才能长久。身体虽死，而精神犹存，这样的人才算长寿。这种人明了大道，以至于生命没有生死的界限，穿越了时空。“真人”是否长生不老，至今尚未看到。我认为那些留下了思想、美德、发明的人，虽然肉身的生命不存在了，但精神的生命却永远留传下来，这就是精神不朽。凡是立功、立德、立言的人，都可以称为不朽的人。

第五，真人、至人、圣人、贤人都是难得之人，他们有共同之处，也有差别。共同之处在于顺天应道，均能效法天地变化，顺从阴阳消长，身心合一，即遵循了养生之道。他们的差别在于境界和德行的不同，在践行养生之道的层次上有所差别。真人能够掌握天地阴阳变化的规律，保全精神和真气，称为“得道的人”。至人是接近于真人的人，不但道德高深，而且“和于阴阳，调于四时”。圣人，在不同时代有不同德行的表现，圣人把构建大同社会作为理想和目标，安处于天地之间，顺从八风的变化规律。《淮南子·俶真训》有一段关于什么是“圣人”的论述：“古之圣人，其和愉宁静，性也；其志得道行，命也。是故性遭命而后能行，命得性而后能明。”意思是说，古代的圣人，他们和气愉快而心境宁静，保持着天性；他们的志向能够顺利发挥，是依循了天命。故此人的天性遇到天命的配合，才能顺利发挥；天命获得天性的滋润，然后才能清明。圣人不但是顺天性、知天命的人，而且是把天性和天命配合得天衣无缝的人。而贤人也是不简单的人，他们能效法天地，按照四季时令的不同来调养身体，生活符合养生之道，虽然终将老死，但还是长寿。“真人”“至人”“圣人”和“贤人”的不同之处在于，真人了解大道，明了事物的变迁，看清事物的本性，并顺从自然规律；至人远离世俗纷扰，豁达超脱，心神统一，顺应自然；圣人则以入世为宗旨，努力地完善人格，构建理想的大同社会；贤人仿效真人的养生之道，认真踏实地做事，辅助圣人。对于现代人来说，“真人”“至人”“圣人”是难以做到的，但通过自身的努力达到“贤人”的层面，还是可以实现的。

三、“未病先治（防），小病早治”是养生的基本方略

“治（防）未病”是健康长寿的基础和前提，也是《黄帝内经》提出的养生观。《黄帝内经》是中国预防医学的最早倡导者。《素问·四气调神大论篇》中说：“是故圣人不治已病治未病，不治已乱治未乱，此之谓也。夫病已成而后药之，乱已成而后治之，譬犹渴而穿井，斗而铸锥，不亦晚乎?”意思是说，圣人不治已发生的病而倡导未病先防，不治理已形成的动乱，而注重在未乱之前的疏导。假如疾病形成以后再去治疗，动乱形成以后再去治理，这就好像口渴才去挖井，发生战争才去铸造兵器，那不是太晚了吗?《黄帝内经》强调养生防重于治、养重于治，将疾病消灭在萌芽状态。

孙思邈在《备急千金要方·序·论诊候第四》中说：“古之善为医者，上医医国，中医医人，下医医病。”“又曰上医医未病之病，中医医欲病之病，下医医已病之病。”

孙思邈在《备急千金要方·养性篇》中还说：“是以至人消未起之患，治未病之疾。医之于无事之前，不追于既逝之后。夫人难养而易危也，气难清而易浊也，

故能审威德所以保社稷，割嗜欲所以固血气，然后真一存焉，精神守焉，百病却焉，年寿延焉。”

《大藏经》曰：“救灾解难，不如防之为易；疗疾治病，不如避之为吉。今人见左，不务防之而务救之，不务避之而务药之。譬之有君者不思励治以求安，有身者不能保养以全寿。是以圣人求福于未兆，绝祸于未萌。盖灾生于稍稍，病起于微微。”

《吕氏春秋》记载了扁鹊论医的一件事：

魏文王有一次问扁鹊：“你们兄弟三人都行医，依你看，谁的医术最高明呢?”扁鹊答道：“大哥的医术最高，二哥次之，而我的医术则是三人中最差的。”魏文王又问：“何以见得呢?”扁鹊解释说：“大哥治病，治于病情发作之前。一般人还不知道有病根的时候，他就能够事先铲除病因，因而他的名气没有办法传播出去，只有我们自己家里的人才知道他的医术有多高。二哥治病，治于病情初起之时，他的名气只能传于乡里之间。至于我，则是治于病情严重之时。大家看到我在病人的经脉上扎针放血，在病伤上敷以药剂，有时甚至还会施行手术，于是，大家就都以为我的医术最高明，我也得以名扬天下。”

从这番对话看，扁鹊显然带有自谦的成分，扁鹊既可以治急病，也可以治（防）未病之病。扁鹊在这里指出了名医的三重境界：一是“治（防）未病”，在病人还没有感觉到病痛之苦的时候，就将疾病去除掉了，这是最高明的医术；二是“治初病”，当疾病只是发生在皮肤之时，就予以根除；三是“治已病”，这时的疾病已经侵入五脏六腑，需汤药、针灸甚至手术等多种办法，给予治疗。从治疗的效果和对身体的伤害看，“治（防）未病”的效果最好，对身体的伤害最小。“治（防）未病”就是注重预防为主，未雨绸缪，将疾病消灭在萌芽状态，将潜伏着的危害打扫干净。

《淮南子·说山训》说：“良医者，常治无病之病，故无病；圣人者，常治无患之患，故无患也。”金元时期医者朱震亨说：“与其治疗于有病之后，不如摄养于先病之前。”小病早发现，早诊治，平常重视养生，防患于未然，是可以延长生命的。这种预防为主的医学思想告诉人们必须从小就注意调养，在平时也注意调养，特别是在生病的时候，更加应该高度注意调养。如果能够持之以恒，也就可以预防疾病的发生，这是养生的最高智慧。

晋代著名医学家葛洪提出了养生的原则是不伤不损。他在《抱朴子·内篇》中，从预防为主的角度，提出了“养生以不伤为本”的论点，认为“治身养性，务慎其细”至关重要。他认为治身养性是一个漫长而复杂并要务慎其细的过程，认为“不可以小益为不平而不修，不可以小损为无伤而不防”。他要求人们积小益，防小损，从点点滴滴做起，从日常生活做起，持之以恒，才能保养身心。养生其实是仔细地实践、经历、体会、完成和享受生命循环往复、日积月累的过程，并从中寻找和收获平安、充实、健康、欢乐、愉悦和长寿。

从“防”与“治”的关系看，一是本，一是末，“防”是关口的前移，是治本之策，也是最科学、最经济的办法。“防患于未然”，是把隐患消灭在萌芽的状态。“凡事预则立，不预则废”，“防”一方面是铲除疾病产生的土壤；另一方面是一旦发生了不良的苗头，及时地加以调节和治疗。如许多人体检的时候发现“三高”处于临界的状态，有的人立即采用饮食、运动和药物来调节，这能抑制其向坏的方向发展，甚至降到正常的指标，这个时候的治疗是比较容易的。但有的人不以为然，任其发展下去，结果造成了“糖尿病”之类的疾病，这个时候去治疗所花费的金钱、时间等成本就很高了，对身体的损害就严重了。

《黄帝内经》提出了一种积极的养生方式，指出了文明健康的生活方式的重要性，“未病先治（防）”“小病早治”，是一种科学的生存智慧。

生命科学的实践表明，人的健康与生命，取决于先天遗传因素、社会因素、生存环境、医疗条件，以及个人的生活方式和后天的调养——养生保健，后者起主要作用。

“未病先治（防）”是一种最科学、最经济的健康策略。据统计，科学地养生保健，可极大降低慢性病的发病率，进而减少医疗支出。在人体还处在“未病”的阶段，也就是处于亚健康阶段，及时预防，及时治疗，可以推动其向健康发展。

《黄帝内经》要求人科学养生，从而颐养天年（自然寿命），人的天年是多少呢？说法不一。一般认为，上限是 150 岁，中限是 120 岁，下限 100 岁。寿逾百岁是有理论根据的，也是完全有可能的。但绝大多数人活不到一百岁，主观上的根本原因是不会养生。

专家从影响寿命的因素加以分析，提出了长寿公式：

长寿=良好基因+节制饮食+适量运动+家庭和睦+心态宁静

四、“法于阴阳，和于术数”是养生的基本原则

《素问·上古天真论篇》：“余闻上古之人，春秋皆度百岁，而动作不衰；今时之人，年半百而动作皆衰者。时世异耶？人将失之耶？”《黄帝内经》开篇黄帝就问岐伯，上古的人都能活百岁，形体运动没有衰老的现象，现在的人却不是，年龄到50岁，动作就开始衰退了，这是世道变了，还是人类自己违背了养生之道的缘故呢？人怎样才能健康活过100岁，甚至活过“天年”？

面对黄帝提出的这一问题，岐伯作了回答：“上古之人，其知道者，法于阴阳，和于术数，食饮有节，起居有常，不妄作劳，故能形与神俱，而尽终其天年，度百岁乃去。今时之人不然也，以酒为浆，以妄为常，醉以入房，以欲竭其精，以耗散其真。不知持满，不时御神，务快其心，逆于生乐，起居无节，故半百而衰也。”

岐伯回答黄帝说，上古时代的人，大都懂得养生之道，取法天地阴阳的变化规律，用保养精气的方法来调和，饮食有节制，起居有规律，不过分操劳，所以形体

和精神都很旺盛，能够协调一致，享尽自然的寿命，度过百岁才离开世间。现在的人就不同了，把酒当作甘泉般地贪饮，把任意妄为当作生活的常态，醉酒还勉强行房、纵情声色，以致精气衰竭，真气耗散。不懂得保持精气的盈满，不善于调养精神，一味追求感官快乐，违背了生命的真正乐趣，起居作息没有规律，所以 50 岁左右就衰老了。

岐伯的回答是：世道并没有变，天道也没有变，而是我们的日常生活变化了，饮食无节，起居失常，房事无度，情志失调等，这些改变耗散了自己的精气，所以寿命大打折扣。那么，怎样顺应自然之道呢？岐伯回答了八个字，“法于阴阳，和于术数”，这八个字是养生的基本原则。

养生，其实并不是一门高深的学问，它存在于简单的日常生活中，换句话说，养生就是养成一种健康的生活习惯。什么是健康的生活习惯？就是在普普通通的日常生活中，处处按照“法于阴阳，和于术数”来做。《素问·至真要大论篇》说：“谨察阴阳所在，而调之，以平为期。”中医学认为阴阳分别代表人体内相对的双方。《黄帝内经》说：“生之本，本于阴阳。”说明人的形成和生长发展的规律离不开阴阳。在人体正常生理状态下，阴阳保持相对平衡，如果出现一方偏衰，或一方偏亢，就会使人体正常的生理功能紊乱，出现病理状态。人无论是饮食起居，精神调摄，自我锻炼，服药效用都离不开协调平衡阴阳的宗旨，人的衰老，或为阴虚，或为阳虚，或阴阳俱虚。阴虚则阳亢，阳虚则阴亢，阴盛则阳病，阳盛则阴病。故防止衰老，贵在调和阴阳，“阴平阳秘，精神乃治”。这是中国“致中和”的文化精神在养生、医疗中的体现。

《黄帝内经》在这里强调善于养生的人在日常生活中养成了如下的良好习惯：

良好的日常生活习惯
食饮有节
起居有常
不妄作劳
形与神俱

第一，食饮有节。

“衣、食、住、行、性”是人类最基本的生活需求，“食”起基础性的作用。上古的人懂得养生之道，饮食是有规律、有节制的，既不饥饿，也不暴饮暴食。随着物质生活的改善，人们饮食过多、过精，有的人还有吃消夜的习惯，吃饱了以后睡觉，营养过剩，毒素堆积。我们的胃是身体最辛劳的器官，它只能每天工作 8 小时，但暴饮暴食给肠胃增加了负担。

美国德克萨斯州立大学的马沙洛博士做了一个实验，他把一群小白鼠分成三组：第一组任由它们吃；第二组把食物减少了四成；第三组也任由它们吃，但蛋白质含量减少了一半。结果在两年半以后，第一组老鼠的存活率只有 13%，第二组的存活率高达 97%，第三组的存活率只有 50%。

由这个实验得出启示："减低营养是人类迄今所知的温血动物减缓衰老、延长寿命的唯一途径。"这个论点也同样适用于人类。实验显示，限制食量可以大大地延缓生理上的衰老和免疫系统的失效，其意义至为简单清楚，那就是吃得少，活得久。其实，现今人们的饮食大多是过量的。节制饮食，保持七分饱是最科学的。每周进行一次轻断食，让肠胃休息一下，是有益于健康的。

孙思邈在《备急千金要方·养性篇》中说“不欲极饥而食，食不过饱，饮食过多，则结积聚；渴饮过多，则成痰澼。”

国医大师金世元一辈子与药打交道，他的“无药养生”靠的却是粗茶淡饭。“唯一要求的，就是每周做一两顿粗粮吃。窝头、贴饼子、棒渣粥……从小在农村长大，吃的就是这些。现在精米、精面吃多了，再回头吃这些，那叫一个香!”

在金老看来，饮食太过精细并不是一件好事，而吃得太专也不利于健康。“什么都吃，从不挑食”，多吃蔬菜、水果，适当食用粗粮，补充膳食纤维，是他多年来的习惯。

第二，起居有常。

起居不仅是起床、睡觉，还包括日常的活动。有常，指有一定的规律。起居有常，是指要有常规，符合自然的节律和人的生物钟要求。当一个人的自然节律形成以后，就不要随意打乱它。生活节律的紊乱，会导致生物钟的失序，会影响人的睡眠、饮食，进而对身体造成伤害。起居有常，要与太阳的运行节律相适应。一般来说，在晚上 11 点钟上床休息，在早上 7 点钟左右起床。有些都市人起居无常，主要在于“熬夜”，生活节奏紊乱，影响了饮食、休息的节律，不利于身体各个器官常态地运行，不利于身体的健康。

第三，不妄作劳。

“不妄作劳”就是说工作、运动应不过分，适量适度，不要太过，也不要不及，张弛有度，劳逸结合。正如孙思邈在《备急千金要方·养性篇》所说：“不欲甚劳，不欲甚逸，不欲流汗，不欲多唾，不欲奔走车马。”有些年轻人觉得自己年轻，身体好，因此，经常加班熬夜，透支体力、精力，其实已经埋下了疾病的“定时炸弹”，许多猝死都是“过劳死”的表现。

国医大师吕仁和是中医防治糖尿病、肾病的大家，他在临床上常叮嘱病人多注意调节饮食、运动。吕老强调，每个人必须根据自己的实际情况选择适合自己的运动方式、运动量和运动时间。有的人身体不太好，人家走一万步，他也走一万步，甚至更多，结果走得腰酸腿疼，再也不运动了，反而适得其反。每种运动都有其特点，快走、跑步、球类、器械健身等剧烈运动，能够强筋壮骨、降低体重、降低血脂和血糖、提高健康水平，但重要器官已有疾病者则不宜。调息、缓慢起蹲、八段锦、五禽戏、太极拳等轻缓运动，以及双手十指交叉活动、手腕足腕活动、伸展活动、挺胸收腹活动等，同样能通经活络、行气活血、调理脏腑，帮助五脏改善功能，提高人体免疫力，促进健康。

第四，形与神俱。

形与神俱，即形体和精神互相调适。形是神的依托，神是形的主导。既有强壮的体魄，又有充沛的精力、精神。这就要注重运动养生，修身炼气，调养情志，心平气和，抱元守一。

岐伯同时指出时人不健康的生活习惯，直至今天依然存在，甚至更为严重。

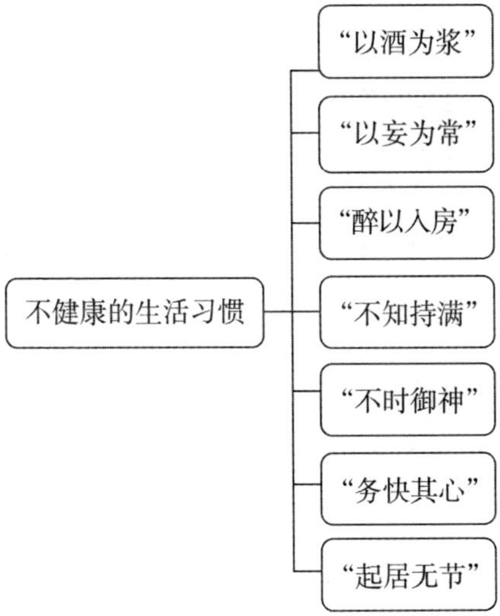

一是"以酒为浆"。喝酒就像喝米浆、喝汤一样，酗酒、斗酒、醉酒的行为是对身体的巨大伤害。有的人嗜酒成性，甚至身体产生了酒精依赖。过度饮酒对神经细胞的新陈代谢破坏最大，会引起脑血管硬化，加重肝脏的负担，使人的思维能力和自控能力下降。过度饮酒不但伤害身体，还败坏个人的德行。有的酒后胡言乱语，有的酒后行为不检点，还有的酒后滋事、斗殴。"以酒为浆"，这是养生第一戒。

二是"以妄为常"。把不正常的东西当作正常。"妄"就是放纵个人的欲望，这是不正常的。比如说在饮食方面经常吃油炸、高盐、高糖食物等。在工作上，经常加班，把违背自然节律的生活方式当成了生活习惯。

三是"醉以入房"。不少人喝醉了之后进行男女交合，这不仅不利于夫妻双方的身体健康，而且对由此怀孕而来的孩子也是有害的。

四是"不知持满"。不知道保养精气，使精气充盈，只是一味地按照自己的喜好，纵欲泄精，导致肾越来越虚弱。还有就是不知满足，总是贪多，欲望越来越膨胀。有了各种各样的贪欲之后，为了使欲望得到满足，日夜奔忙，劳心劳力，心力俱疲，就会慢慢地耗散其"精气”与“真气”。

五是“不时御神”。即不适时驾驭自己的精神，有悖于生活的节度。适时御神，就是要顺应阴阳寒暑，注重四时调摄，调节心神、调节神气。

六是“务快其心”。只是追求一时的痛快，缺乏节制，甚至“逆于生乐”，把与生命健康相悖的事情当作快乐的事情，如“吸毒”。吸食的时候飘飘欲仙，实则毒害了神经，伤害了身体。

七是“起居无节”。平常的作息、日常的生活都没有节度，没有规律。

以上说的都是不懂养生的具体表现，正因为生活方式的不健康导致了身体的不健康，所以过了半百就衰老了。

针对以上不良的生活方式，《黄帝内经》提了“法于阴阳，和于术数”的养生原则和方法。

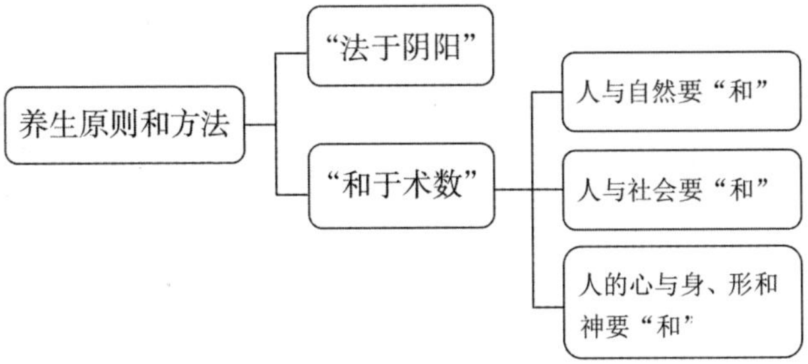

“法于阴阳”，就是效法阴阳，是指我们的日常生活要按照宇宙自然的阴阳规律来做。总的来说，凡是运动的、外向的、上升的、温热的、明亮的都属于阳；凡是静止的、内守的、下降的、寒冷的、晦暗的都属于阴。养生首先要效法外在的阴阳，也就是天地的阴阳，要效法天的变化、太阳和月亮的变化，如春夏要养阳，秋冬要养阴，这就叫效法阴阳。

“和于术数”，“术数”不是指方术，术数是指自然的节律、节奏，“和于术数”是指人与自然、人与人之间的协调、和谐。具体来说，要做到如下三个方面：第一，人与自然要“和”。即人的行为方式与大自然相协调，与环境相协调。如居住的地方，朝阳、通风、干爽。第二，人与社会要“和”。就是有一个融洽和谐的人际关系，即和谐的家庭关系、和睦的邻居关系、和悦的社会关系，主动地融入社会生活，没有孤独感和寂寞感。第三，人的心与身、形和神要“和”。心和身、形和神是不可分的，相互影响的，身心健康，形神一体。做到以上的“和”，就能健康，“和”了才能长寿，如果不“和”，就不会健康快乐，也不会延年益寿。

五、“外御邪风，内养情志”是养生的基本方法

《黄帝内经》认为，天地万物由气所化生，是天之气（阳气）与地之气（阴气）和合而成，为此，养生要形神共养。神是气之功能的极致表现，人的生命活动虽然要以形体为依托，但终究以气为本质，气在生命在，气去生命亡，“断气了”意味着生命的结束。养生要“外避虚邪贼风，内养精神情志”。

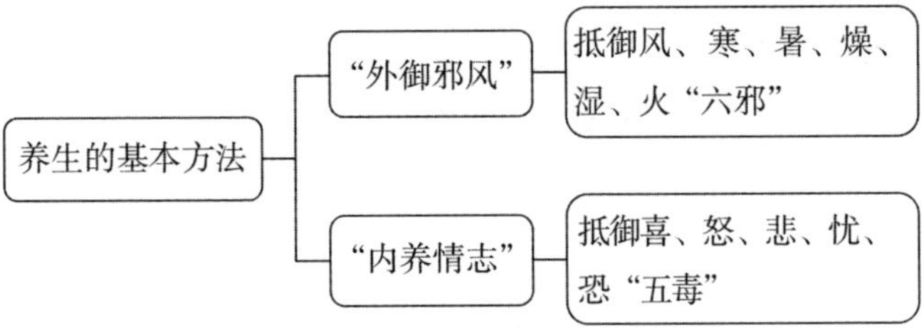

《素问·上古天真论篇》中说：“虚邪贼风，避之有时，恬惔虚无，真气从之，精神内守，病安从来?”

这段话的意思是说，对于四时不正之气，能够及时回避，思想上清静安闲，无欲无求，真气深藏顺从，精神内守而不耗散，这样，疾病怎么会发生呢?

虚邪是致病的因素之一，四时不正之气会趁人体气虚而入侵，使人生病，故称为“贼风”。“贼风”入侵，

使阴阳失调。在日常生活中，有一种“穿堂风”，虽然吹着很凉爽舒适，但是长时间吹，邪气会乘虚而入，导致阴阳失调。而阴阳失调是疾病产生的根源。还有的人长时间正对着风扇和空调，图一时的凉快，殊不知风邪也随之入侵，导致“伤风”或“中风”。

《素问·调经论篇》：“夫邪之生也，或生于阴，或生于阳。其生于阳者，得之风雨寒暑；其生于阴者，得之饮食居处，阴阳喜怒。”

这段话的意思是说，凡邪气引发的病变，有发生于阴的，有发生于阳的。病生于阳经的，是感受了风雨寒暑邪气的侵袭；病生于阴经的，是由于饮食不节，起居失常，房事过度，喜怒无常。假如长时间受到“空调”冷风的直吹，风寒进入肌体，就会造成不适。

《素问·生气通天论篇》中说：“故风者，百病之始也，清静则肉腠闭，阳气拒，虽有大风苛毒，弗之能害。”

这段话的意思是说，风是引发各种疾病的始因，但只要精神安静，意志安定，腠理就能闭密，阳气就能卫外，即使有大风苛毒，也不能造成伤害。用今天的话来说，就是增强自身的免疫力，即使受到病毒、邪气的侵袭，也有强大的正能量给予抵御，不会生病。

《黄帝内经》认为“外御邪风”，主要是抵御风、寒、暑、燥、湿、火“六邪”；“内养情志”，同样，也要抵御“五毒”，即喜、怒、悲、忧、恐。《难经·四十九难》说：“忧愁思虑则伤心；形寒饮冷则伤肺；恚怒气逆，上而不下则伤肝；饮食劳倦则伤脾；久坐湿地，强力入水则伤肾。”

《素问·阴阳应象大论篇》说：“是以圣人为无为之事，乐恬憺之能，从欲快志于虚无之守，故寿命无穷，与天地终。此圣人之治身也。”一个人要正气内存，做到志闲、心安、气顺，外邪不能入侵，即使有外邪入侵，自身也有抵抗力，防止疾病产生。

外御邪风，关键在于内养情志。《黄帝内经》认为：“天有四时五行，以生长收藏，以生寒暑燥湿风。人有五脏化五气，以生喜怒悲忧恐。故喜怒伤气，寒暑伤形；暴怒伤阴，暴喜伤阳。厥气上行，满脉去形。喜怒不节，寒暑过度，生乃不固。”人的五种情绪假如得不到节制，就会伤气、伤形、伤阴、伤阳，这些都是养生之大忌。对此，孙思邈在《备急千金要方·养性篇》给出忠告：“人能依时摄养，故得免其夭枉也。”

本讲以上内容就是《黄帝内经》提出的养生的方略、原则和方法，是必须遵循的基本规律，也是养生的指导思想。

第二讲 “天地人和”是养生的精髓

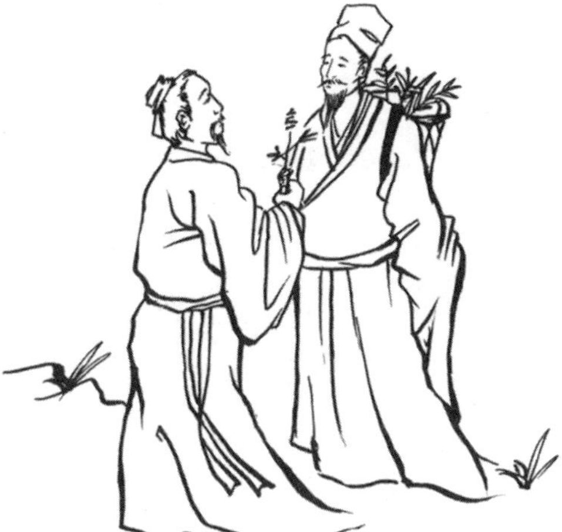

“天地人和”是中国人的宇宙观和思维方式，要求人类生命个体与生存环境高度契合，遵循大自然的运行节律，进行人类的活动。

养生是使人体得到休养生息、滋补，保养筋、骨、血，增强精、气、神，提高生命质量，获得良好生命状态的重要方式。从养生的类型看，有康养、休养、保养、炼养。《黄帝内经》主张“天地人和”，性命双修，形神一体，达到“四平一顺”，即阴阳平衡、出入平衡、动静平衡和心理平衡，五脏六腑功能顺通安和。

一、“天地人和”是一个自然法则

《黄帝内经》把包括人在内的整个宇宙看成是一个大生命运行发育的过程，提出了“天地人和”的观点，认为气是宇宙和生命的本源，人与天地万物都是由气所化生的。天与人之间存在着相应的关系。人的生命活动取决于天地自然的变化规律，人也应该主动地顺应天地自然的变化规律，顺之则生，逆之则亡。《素问·阴阳应象大论篇》中说：“故治不法天之纪，不用地之理，则灾害至矣。”意思是说，养生不取法于天地之理，那么，疾病灾害就要发生了。

《黄帝内经》认为，人体健康是由诸多复杂因素决定的，除了天时、气候、地理环境、水质、空气等外界因素外，还包括人体自身的遗传、精神情志、生活起居、饮食习惯、劳逸房事等内在因素。《灵枢·本神》说：“故智者之养生也，必顺四时而适寒暑，和喜怒而安居处，节阴阳而调刚柔，如是则僻邪不至，长生久视。”意思是说，明智之人的养生方法，必定是顺应四季的时令，以适应气候的寒暑变化；不过于喜怒，并能良好适应周围的环境；节制阴阳的偏胜偏衰，并调和刚柔，使之相济。像这样，才能使病邪无从侵袭，从而延长寿命，不易衰老。

《黄帝内经》主张把天文、地理、人事作为一个整体看待。人既是自然的人，又是社会的人。人生活在自然界又存在人类社会之中，不能离开社会群体而生存。影响健康的因素，既有生物因素，又有社会和心理的因素。为此，《黄帝内经》特别强调“天地人和”，十分重视自然环境和心理因素的作用，强调人要“顺四时而适寒暑”，在生活中要让自身的阴阳保持平衡，要起居有常，养成良好的作息习惯。春天和夏天应晚睡早起，秋天早睡早起，冬天早睡晚起。要适应气候变化，如冬天来了，要冷暖适中，过冷则伤形，或易外感风寒，过温则致皮毛开泄，不利于藏精。

《黄帝内经》基于人与自然、社会的密切联系，构建了“天地人”三才的医学模式，提出促进人自身的身心和谐，人与生存环境和谐的基本标准，这与当代医学界提出的“生物—心理—社会”医学模式是一致的，可见其超前的理念和科学性。

《黄帝内经》认为气是人体生命活动的动力，人体生命之气时时与自然相通。《素问·生气通天论篇》说：“夫自古通天者，生之本，本于阴阳。天地之间，六合之内，其气九州、九窍、五脏、十二节，皆通乎天气。其生五，其气三。数犯此者，则邪气伤人，此寿命之本也。”

这段话的意思是说，自古以来人的生命活动与自然界的变化就是息息相通的，这是生命的根本，生命的根本就是阴阳。在天地之间，四方上下之内，无论是地之九州，还是人之九窍、五脏、十二肢节都与自然之气相通。天之阴阳化生地之五行之气，地之五行之气又上应天之三阴三阳。如果违反阴阳变化的规律，那么邪气就会伤害人体，所以说阴阳是寿命的根本。

《素问·宝命全形论篇》说：“岐伯曰：夫人生于地，悬命于天，天地合气，命之曰人。人能应四时者，天地为之父母；知万物者，谓之天子。天有阴阳，人有十二节；天有寒暑，人有虚实。能经天地阴阳之化者，不失四时；知十二节之理者，圣智不能欺也；能存八动之变，五胜更立；能达虚实之数者，独出独入，呿吟至微，秋毫在目。”

岐伯说，人虽然是生活在地上，但片刻也离不开天，天地之气相合，才产生了人。人如果能适应四时的变化，那么自然界的一切，都会成为他生命的源泉；如果能够了解万物的话，那就是天子了。人与自然界是相应的，天有阴阳，人有十二肢节；天有寒暑，人有虚实。所以能效法天地阴阳变化的人，就不会违背四时的规律；能了解十二肢节道理的人，就是所谓圣智也不能超过他；能洞察八风变动的人，就能把握五行的衰旺更替；能通达虚实变化规律的人，就能洞晓病情，即使病人呼吸那样的细微不易察觉的变化，也如秋毫在目，逃不过他的眼睛。

《黄帝内经》认为天地人是融为一体的，天地之气是人的生命源泉，人只有效法天地之道，顺应四时之变，通达虚实的规律，才能健康地生活。

《素问·调经论篇》说："帝曰：人有精气津液，四支九窍，五脏十六部，三百六十五节，乃生百病，百病之生，皆有虚实。今夫子乃言有余有五，不足亦有五，何以生之乎？

"岐伯曰：皆生于五脏也。夫心藏神，肺藏气，肝藏血，脾藏肉，肾藏志，而此成形。志意通，内连骨髓，而成身形五脏。五脏之道，皆出于经隧，以行血气。血气不和，百病乃变化而生。是故守经隧焉。"

黄帝问道：人有精气津液，四肢、九窍，五脏、十六部，三百六十五节，能发生各种疾病，而各种疾病的发生，又都虚实不同。现在先生说有余的有五种，不足的也有五种，这些是怎样发生的呢？

岐伯说：都是由于五脏引起的。心藏神，肺藏气，肝藏血，脾藏肉，肾藏志，因而生成了人的形体。而志意通达，在内部与骨髓相联系，这就生成了人的整个身体和五脏。五脏之间相互联系的通道，就是出自经脉之间，从而运行血气。如果血气不调和，就会发生各种疾病。所以，诊断和治疗，都要以经脉为依据。《黄帝内经》认为人的机体有如大自然，两者相似、相应。顺之则五脏平和，经脉通畅，疾病不生。

《素问·至真要大论篇》还说：“天地之大纪，人神之通应也。”天地变化的基本规律，也是人体与天地变化相适应的规律。

《寿身小补家藏》有一章叫《人与天地相应兼善治善诊论》，专门论述了天人相应：“天乃一大天地，人乃一小天地也。天圆地方，人头圆足方以应之。天有日月，人有两目。地有九州，人有九窍；天有风雨，人有喜怒；天有雷电，人有声音；天有四时，人有四肢；天有五音，人有五脏；天有六律，人有六腑；天有冬夏，人有寒热；天有十日，人有十指……天有阴阳，人有夫妻；岁有三百六十五日，人有三百六十五节。地有高山，人有肩膝；地有深谷，人有腋腘；地有十二经水，人有十二经脉。地有泉脉，人有卫气；地有草蓂，人有毫毛……又人皮应天，肉应地，脉应人，筋应时，声应音，阴阳合气应律，齿面目应星，出入气应风，九窍三百六十五络应野，此人所以与天地相应者也。”

《淮南子·天文训》中说：“天有九重，人亦有九窍；天有四时以制十二月，人亦有四肢以使十二节；天有十二月以制三百六十日，人亦有十二肢以使三百六十节。故举事而不顺天者，逆其生者也。”《淮南子·精神训》又说：“古未有天地之时，惟像无形，窈窈冥冥，芒芠漠闵，澒濛鸿洞，莫知其门。有二神混生，经天营地，孔乎莫知其所终极，滔乎莫知其所止息。于是乃别为阴阳，离为八极。刚柔相成，万物乃形。烦气为虫，精气为人。”在这段话里，《淮南子》指出了天地阴阳相荡而产生气，由气成形，由形成精，由精成人。这说明人的形躯是受到大自然直接影响的，人体具有与万物感应的能力。

“天时、地利、人和”，表现了人与天地之间的密切关系。天的四时、地的物产与人的身体构成一个循环系统。为此，人要顺天时，用地利，才能获得健康的状态。

二、“天地人和”要“法于阴阳”

《黄帝内经》认为要遵循“天人合一”，必须“法于阴阳，和于术数”。《素问·调经论篇》中说：“阳注于阴，阴满之外，阴阳匀平，以充其形，九候若一，命曰平人。”让阳经的气血藏注入阴经，阴经的气血盛就会向外流走。这样，阴阳得以平调，形体也会得到充实，九候的脉象也表现一致，这就称为正常人，即“平人”。

“法于阴阳”遵循自然界变化的规律，达到阴阳平衡的状态。

《灵枢·通天》说：“阴阳和平之人，居处安静，无为惧惧，无为欣欣，婉然从物，或与不争，与时变化，尊则谦谦，谭而不治，是谓至治。”

这段话的意思是说，属于阴阳和平的人，生活安静，心安无所畏惧，不追求过分喜乐，顺从事物发展的自然规律，遇事不与人争，善于适应形势的变化，地位高却很谦虚，以理服人，而不是用压迫的手段来治人，具有极好的治理才能。具有这些特性的，就是阴阳和平之人。

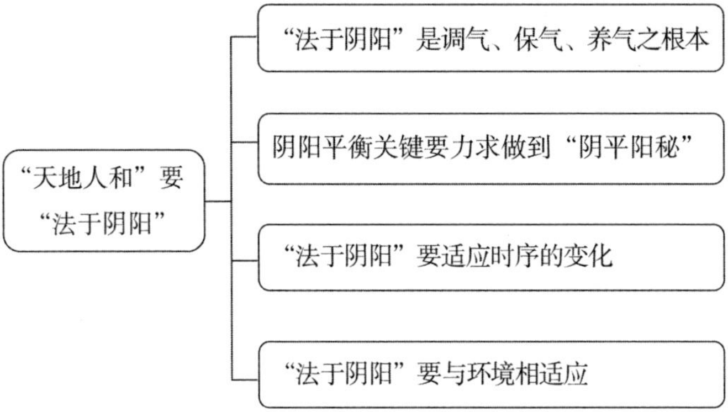

第一，“法于阴阳”是调气、保气、养气之根本。

中国古人认为气是宇宙和生命的本源，人与天地万物都是由气所化生，天与人之间存在着相应的关系，源于天人一气。气是沟通天人万物的中介，气是人与万物生死存亡的根据，是生命的本质。

《素问·阴阳应象大论篇》：“黄帝曰：阴阳者，天地之道也，万物之纲纪，变化之父母，生杀之本始，神明之府也，治病必求于本。”

黄帝说，阴阳，是天地间的普遍规律，是一切事物的纲领，是万物发展变化的起源，是生长覆灭的根本，是万物发生发展变化内在动力的场所。因此，治病必须寻找治本的方法。

那么，什么是阴和阳呢？《素问·阴阳应象大论篇》接着作了回答：“故积阳为天，积阴为地。阴静阳躁，阳生阴长，阳杀阴藏。阳化气，阴成形，寒极生热，热极生寒。寒气生浊，热气生清。清气在下，则生飧泄。浊气在上，则生䐜胀。此阴阳反作，病之逆从也。”

这段话的意思是说，清阳之气，积聚上升，就成为天；浊阴之气，凝聚下降，就成为地。阴主静，阳主动，阳主发生，阴主成长，阳主杀伐，阴主收藏。阳能化生力量，阴能构成形体。寒到极点会转化生热，热到极点会转化生寒。寒气的凝聚能产生浊阴，热气的升腾可产生清阳。清阳之气在下，如不得上升，就会泄泻清稀。浊阴之气在上，如不得下降，就会产生胀满。这是违反了阴阳运行规律，因此疾病有顺症和逆症的不同。

阴阳失衡是导致疾病产生的原因，只有阴阳平衡才能达到健康的状态。《易传》和《黄帝内经》中都说到太极生命钟，主要告诉我们要通过阴阳调节来养生：

养气最重要的是保养我们的阳气。阳气的盛衰，决定着我们生命的强弱。我们常说“阳寿没了”，这就意味着生命的结束。阳气是人身体上最好的“免疫力”，养生治病首先要扶阳，80%的现代都市人都阳气不足。中医学认为，阴气是指人的形体，阳气是指人体具有的能量。人的一生就是一个阳气衰减的过程。如果身体没有了阳气，就成了一副空的躯壳，就会死亡。“日光浴”是最简便的补阳方法。每天接受阳光洗礼，对于我们的身体、情绪的健康都是有益的。特别是冬天，静静地坐在窗户旁或户外的草地上，享受和煦的日光浴，可以大补阳气。

《素问·生气通天论篇》里说：“阳者，卫外而为固也”，就是指人体有抵御外邪的能力，这种能力就是阳气。

古人把人身体内的阳气比作天上的太阳，如果天空没有太阳，那么大地都是黑暗不明的，万物也不能生长。所以天地的运行，必须要有太阳。而人体的阳气要调和才能巩固它的防护功能，不然就会招致病邪。

《素问·生气通天论篇》说：“阳气者若天与日，失其所则折寿而不彰。”所以，养护阳气是养生治病之本。

在当下生活中，人们不懂护阳、补阳，许多行为是在损伤阳气的，主要表现：

一是作息时间日夜颠倒。阳气的生发和收藏有自身的规律，人的作息时间要与太阳的运行相适应，“日出而作，日落而息”。如果逆反过来，必然导致生物钟的紊乱，进而使阳气受损。

二是过度劳累。剧烈运动、过度劳累也会加速阳气耗损。人体内的阳气处于一种动态的运行状态，当人们运动时，毛孔会张开、出汗，阳气就会向外发散，假如过度运动，大汗淋漓，也会大伤阳气，如出现“虚脱”的现象。

三是喜欢吃生冷的食物。如喝冷水、吃冷菜，还有些人不管是实火还是虚火就喝凉茶，这些食物进入肠胃以后，必然要用一定的能量去温热，这是阳气的消耗。长此以往，脾胃的正气就会受损。

四是有的人是阴性的体质，却去游泳，甚至是冬泳。游泳是在冷水中运动，在游泳的过程中身体必然耗费巨大的热能量来抵挡寒冷的入侵，使阳气消耗巨大，对于虚弱的人来说是最大的伤害。

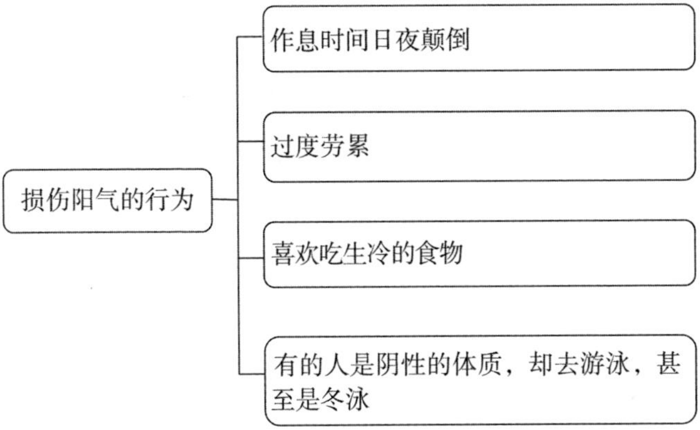

那么，如何补阳、壮阳、扶阳呢？经常吃一些阳性的食品，通过适度的运动壮大阳气，冬天晒后背以及艾灸等，都是扶阳的好方法。

《扁鹊心书》讲：“保命之法，灼艾第一，丹药第二，附子第三”，可见，艾灸法能补阳气。采用艾炷连续燃烧，使温热之气由肌表透达经络，经由经络而通达五脏六腑、十二经脉，循环全身。此灸法又多以会阴、长强、腰阳关、关元为灸之主穴。此四穴，皆为任督二脉之俞穴。

第二，阴阳平衡关键要力求做到“阴平阳秘”。

健康的人一般都是阴阳平衡的人，养生的目标就是求得身心阴阳的平衡。阴阳是相对的，凡是向上的、往外的、活动的、发热的都属于阳；凡是向下的、往里的、静止的、发冷的都属于阴。如果阳过盛或阴过盛，阴虚或阳虚，即阴阳失去平衡，身体就会生病，只要设法使太过的一方减少，太少的一方增加，使阴阳再次恢复原来的平衡，疾病自然就会消失于无形了。所以，中医养生高度强调阴阳平衡。

《素问·生气通天论篇》说：“凡阴阳之要，阳密乃固。两者不和，若春无秋，若冬无夏。因而和之，是谓圣度。故阳强不能密，阴气乃绝；阴平阳秘，精神乃治；阴阳离决，精气乃绝。”

这段话的意思是说，大凡阴阳平衡的关键，在于阳气固密于外，阴气才能持守于内。如果阴阳失去平衡和谐，就像一年当中，只有春天没有秋天，只有冬天没有夏天一样。因此，调和阴阳，是最好的养生方法。如果阳气过于亢盛，不能固密，阴气就要亏耗而衰竭；阴气和平，阳气固密，精神就会旺盛；如果阴阳分离而不相交，那么精气也就随之而耗竭了。

“阴平”是指阴处于平和状态，“阳秘”是指阳气密藏，不外泄。“阴平阳秘”的状态就像太极鱼，共存于一个整体之中，相互交融，处于平衡状态。任何一方过盛，都会对另一方造成伤害。为此，养生要辨明体质，即阳性体质和阴性体质，阳虚的适当补阳，日常生活中多补阳气，阴虚的要适当滋阴，选择滋阴的食物。明朝医学家缪希雍的《神农本草经疏·卷一》说：“人身之有阴阳也，水一而已，火则二焉。是秉受之始。阳常有余，阴常不足，天地且然，况于人乎？故自少至老，所生疾病，靡不由于真阴不足者，其恒也。若夫真阳不足之病，千百而一二矣。”又曰：“苟不知摄养，纵恣情欲，亏损真阴，阳无所附，因而发越上升，此火空则发之义，是周身之气，并于阳也。并于阳则阳盛，故上焦热而咳嗽生痰，迫血上行而吐衄，为烦躁，为头痛，为不得眠，为胸前骨痛，为口干舌苦，此其候也。”缪希雍认为水为阴精，火为阳气，二物匹配，阴阳和平。大多数人是阴不足，患的是阴虚真水不足之病，因此，要养阴、滋阴。假如判断错误，施以温补，则会伤害身体，甚至夺人性命。中医有一个“滋阴学派”，也有一个“扶阳学派”，诊病一定要辨证准确。有些人不管三七二十一，整天吃滋补的食品，但身体却越来越差，这是没有弄清身体的阴阳性质。在养生中要分清阴阳，这就要靠个人，自己在日常生活中应注意身体对食物的反应，如果进食某食物后感觉胃口好、两便通畅、睡眠质量高，那么这种食物就是合乎自己的食物。吃中药更是如此，对症的中药如果吃了三剂，必定有良好的感觉，如无好转应立即停服。

要做到阴平阳秘，首先是阴平。《素问·生气通天论篇》中说：“阴之所生，本在五味，阴之五宫，伤在五味。是故味过于酸，肝气以津，脾气乃绝；味过于咸，大骨气劳，短肌，心气抑；味过于甘，心气喘满，肾气不衡；味过于苦，脾气不濡，胃气乃厚；味过于辛，筋脉沮弛，精神乃央。是故谨和五味，骨正筋柔，气血以流，腠理以密，如是则骨气以精。谨道如法，长有天命。”

这段话的意思是说，阴精的产生来源于饮食中的五味；而贮藏精血的五脏，又因为过食五味而受伤害。所以过食酸味，会使肝气集聚，脾气就会衰弱；过食咸味，就会使骨气受伤，肌肉枯槁，心气也就瘀滞了；过食甜味，会使心气喘闷，肾气就衰弱了；过食苦味，就会使脾气不濡滞，胃气也就增多了；过食辛味，会使筋脉渐渐衰败，精神也就颓废了。所以谨慎地调和五味，使得骨骼正直，筋脉柔和，气血流通，腠理固密，这样，精气就会达到最强。谨慎地按照养生之道的法则去做，就可以享受自然的寿命。

阴平根本在于和五味，五味入五脏：酸味入肝脏；甜味入脾脏；苦味入心脏：辣味入肺脏；咸味入肾脏。所以说酸、甜、苦、辣、咸五味能够支持我们的肝、脾、心、肺、肾，对五脏能够产生影响。过度的酸、咸、甜、苦、辛，对五脏都会有影响，伤害阴气。在我们的日常生活中，阴平主要是要远离“重口味”，特别是要防止食盐摄入过多。咸味过重，会导致体内水液积聚，增加肾气的耗损，损害肾中的阳气，并冲走心中之火。一旦人的肾阳受损，命门大衰，再加上心火受到压抑，气血、津液的循环就会出现紊乱与失调，滋生疾病。此时，就应减咸增苦，以平衡水火两脏。为此，我们每天食盐的摄入量要控制在 5 克以下，心血管疾病患者每天食盐的摄入量最好低于 3 克。

孙思邈在《养生歌》中说：

春月少酸宜食甘，冬月宜苦不宜咸。
夏月增辛聊减苦，秋来辛减少加酸。

这首《养生歌》告诉我们，四时五味要调和，身体才会健康。春天的时候，万物生长，东方的木气就非常兴盛，木属于肝，肝气就特别旺，木太旺以后就会克土，土属于脾，所以春天的时候，木克土，就可能会伤害到脾。

“春月少酸宜食甘。”春天的时候，我们要损有余而补不足，来保持肝和脾的平衡，所以要少吃酸味的食品，防止肝过分地旺盛而伤害脾胃之气，要适当地多吃一点天然的甜食。

“夏月增辛聊减苦。”夏天心火旺盛，故饮食应减苦味而增辛辣以养肺。《黄帝内经》认为“春夏养阳，秋冬养阴”。因为火气熔金，火太旺了会伤害到肺。夏天如果常喝冷饮，吹空调，容易让寒气入肺，进而伤肺。夏天要多吃一些温性的食物。“夏月减苦”，是指少吃寒凉的食物，以免伤害阳气的生发。

“秋来辛减少加酸。”秋天的时候金很旺，所以肺气很旺，并且很干燥，如果我们再进一步吃辛辣的食物，就会让肺受到损伤。金克木，相应地，肝气就不足，所以要适当地多吃一点酸的食品。这是秋天养生的方法，通过减少吃辛辣的食品，适当多吃酸味的食品来保护我们的肝气。秋天的时候，要少吃姜，少吃蒜，可以多吃一些苹果、葡萄、菠萝等带有酸味的食品，可以喝一些小米粥和玉米粥。

“冬月宜苦不宜咸。”春天可以适当吃点甜，冬天要吃点苦的食品。由于冬天火很弱，水很旺，所以要多吃苦味，苦味能够入心，把不足的心脏功能提上来，就能够养心。冬天可以吃一些比较补、比较热的食物，比如萝卜，这种食物能够顺气消食、止咳化痰，所以说“冬吃萝卜夏吃姜，不劳医生开药方”。

总的来说，我们日常生活中，要想保持身体健康，酸、甜、苦、辣、咸五味都要尽可能地淡一点。如果你嗜好五味，或者只偏其中一味，都会产生毛病，所以不要口味太重。吃得太辣、太咸，或者太甜，这都是对身体不利的。

孙思邈在《保生铭》中强调五味要适度，“过度”则会带来伤害：

酸味伤于筋，辛味损正气。
苦则损于心，甘则伤其志。
咸多促人寿，不得偏耽嗜。

吃得很咸会让人缩短寿命，太浓厚的五味对人是不利的。所以说——

厚味伤人无所知，能甘淡薄是吾师。
三千淡薄从此始，淡食多补信有之。

所食五味都淡一点，这是让我们能够保持健康的基本方法之一。

第三，“法于阴阳”要适应时序的变化。

《素问·四气调神大论篇》说：“夫四时阴阳者，万物之根本也。所以圣人春夏养阳，秋冬养阴，以从其根。”

这段话的意思是说，四时阴阳，是万物生长收藏的根本。所以圣人在春夏季节养阳气，在秋冬季节养阴气，能够顺应这个根本原则，就能够和万物一样，保持着生长发育的正常规律。这里讲的“春夏养阳，秋冬养阴”，就是顺应了自然的规律。夏天，天气炎热，气血运转加快，如果运动或劳作过度，就会导致阳气过度耗费。秋天，天气干燥，容易耗费津液，就应注意饮食上的清润，滋阴润燥。同时，在生活节律上，应按照“日出而作，日落而息”的要求，有规律地生活和工作。有些人喜欢“日夜颠倒”，经常熬夜，这是最大的伤阳，会导致身体处于亚健康的状态，有的甚至会“过劳死”。其实，对于人体来说，最重要的时间是晚上十一时到第二天早上五时，这段时间休息好了，就能使身体得到休息，使人保持充沛的精力。

大自然是按春、夏、秋、冬的时序运行的，与之相适应的是春生、夏长、秋收、冬藏。人必须要适应四时之气，方能使自身的阴阳之气平衡。《素问·四气调神大论篇》云：

春三月，此谓发陈。天地俱生，万物以荣。夜卧早起，广步于庭。被发缓行，以使志生。生而勿杀，予而勿夺，赏而勿罚。此春气之应，养生之道也。

《黄帝内经》认为，春天的三个月，是万物复苏、生命萌发的季节，天地间生机蓬勃，万物欣欣向荣。人们应该晚睡早起，到庭院中散步，松开头发，宽松衣带，舒缓身体，使情志随着春天万物的生长而舒扬。对于人身体及神志的生机，应注重培育，促进它的生发，而不应该损害和剥夺它。这是顺应春天的阳气，保养春“生”之气的法则。春天阳气初生，重在养阳，要开展一些户外活动，如散步、打球、踏青、跳舞、练太极拳等，促进人体气血通畅，促进吐故纳新。同时，注重调节情志，学会自我调控情绪，保持愉悦的心情，使肝气运行通达，达到护肝保健的目的。

夏三月，此谓蕃秀。天地气交，万物华实。夜卧早起，无厌于日。使志无怒，使华英成秀。使气得泄，若所爱在外。此夏气之应，养长之道也。

这段话的意思是说，夏天的三个月，是自然界万物繁茂秀美的季节。天地之气相交，植物就要开花结果了。人们应该晚睡早起，不要因为夏天的白昼长而心生厌恶。要让心情保持愉快，不要发怒，要使容貌神色显得秀美，要使人体的气能够向外宣泄，即让阳气宣发于外表。这就是适应夏“长”之气来调养的法则。夏天是阳气的“生长”季节，要防止大邪伤心。夏天，热气盛，温度高，心神最易受扰，人容易出现心烦、汗多、烦躁等症状，为此，夏天最重要的是养心宁神。

秋三月，此谓容平。天气以急，地气以明。早卧早起，与鸡俱兴。使志安宁，以缓秋刑。收敛神气，使秋气平。无外其志，使肺气清。此秋气之应，养收之道也。

这段话的意思是说，秋天的三个月，是自然万物成熟收获的季节。天高气爽，秋风劲急，地气清幽，暑湿之气一扫而光。人们应该早睡早起，和公鸡的活动时间一致。要使神志安定平静，以此来缓和秋天的肃杀之气。要收敛神气、不急不躁，使秋天的肃杀之气得以平息。不要让神志外驰，要使肺气保持清净。这就是适应秋

“收”之气的特点而保养人体收敛之气的方法。春天、秋天和夏天有一个共同点就是“早起”。早起是一个良好的生活习惯，也是对时间最有效的利用。春天、夏天和秋天，要随太阳的升起而起床、活动，促进阳气的生发。这三个季节如果睡懒觉，不但浪费时间，而且会感到疲倦。秋季最主要的是除燥，防止伤肺，这个季节在饮食上要注重养肺阴，多吃雪梨、银耳、百合、鸭肉等滋阴润肺的食物。

冬三月，此谓闭藏。水冰地坼，无扰乎阳。早卧晚起，必待日光。使志若伏若匿，若有私意。若已有得，去寒就温。无泄皮肤，使气亟夺。此冬气之应，养藏之道也。

这段话的意思是说，冬天的三个月，是生机潜伏、万物蛰藏的季节。小寒成冰，大地冻裂，因而不应该扰动有限的阳气。人们应该早睡晚起，等到太阳升起再起床。要使神志深藏于内，就好像严守个人的隐私而不外泄那样，又好像得到渴望的东西，把它秘密隐藏起来那样，要躲避寒冷，求取温暖，不要让皮肤开泄出汗，防止闭藏的阳气迅速脱失。这是适应冬“藏”之气特点的养生之道。冬天，最重要的是“贮藏”，不要让真气外泄，主要是养肾。肾为先天之本、生命之源，肾气充盈则精力充沛，筋骨强健；反之，则精疲神倦，腰膝酸软。这个季节在饮食上可以吃一些温阳补肾的食品，如羊肉、核桃、红薯等热量相对较高的食物，以求“去寒就温”。

第四，“法于阴阳”要与环境相适应。

《素问·五常政大论篇》中说：“一州之气，生化寿夭不同，其故何也？岐伯曰：‘高下之理，地势使然也。崇高则阴气治之，洿下则阳气治之。阳胜者先天，阴胜者后天。此地理之常，生化之道也……高者其气寿，下者其气夭。地之小大异也，小者小异，大者大异。’”

这段话的意思是说，居住在空气清新、气候寒冷的高山地区的人多长寿。因为地势高者气寒，植物生长缓慢，生长期长，寿命也就长；地势低者气热，植物生长较快，寿命也就相应短促。从现代医学观点看，在高山寒冷地带生活的人，因其体内代谢过程缓慢，故能长寿。反之，生活在气候温热地带的人，新陈代谢加速，故寿命相应缩短。

中国人讲究的“住宅风水”，其实是一种环境地理学，要求人的起居环境要与外部环境相适应，如住房最好是“冬暖夏凉”，故居住的方位最好是坐北朝南。如果相反，冬天时，北风呼啦啦地往家里灌，屋里冷上加冷，会对人的健康产生伤害。住房还要采光好，通风透气，周边环境绿树成荫，空气清新。

三、“天地人和”要“和于术数”

《黄帝内经》把天地之数作为认知世界的纲领。《易传·系辞上》说：“天数五，地数五，五位相得而各有合。天数二十有五，地数三十，凡天地之数五十有五，此所以成变化而行鬼神也。”

这段话的意思是说，天数是（一、三、五、七、九）五个奇数，地数是（二、四、六、八、十）五个偶数。五个天数和五个地数各自相加，五个天数之和是二十五，五个地数之和是三十，天数和地数相加是五十五。这些数可以成就蓍策《易》道变化，这种变化与阴阳不测的自然规律是一样的。

《黄帝内经》以五脏为中心，在内联系五体、五官、五窍、五志等，在外联系五方、五时、五味、五色、五音、五气等，提出了相互关联、相互作用的整体医学宇宙观。

《素问·灵兰秘典论篇》说：“恍惚之数，生于毫氂①，毫氂之数，起于度量，千之万之，可以益大，推之大之，其形乃制。”

这段话的意思是说，事物发展的一般规律都是从似有似无极其微小之物开始的，由最微小的物体慢慢积累，可以用毫厘来计算，毫厘大小的东西经过积累就会千倍万倍地增加，扩大到一定程度，它的形状就明显了。疾病的发生与发展也是这个道理，由极其隐微逐渐发展而成。

《素问·六节脏象论篇》又说：“天以六六为节，地以九九制会。天有十日，日六竟而周甲，甲六复而终岁，三百六十日法也。夫自古通天者，生之本，本于阴阳。其气九州、九窍，皆通乎天气。故其生五，其气三。三而成天，三而成地，三而成人，三而三之，合则为九，九分为九野，九野为九脏，故形脏四，神脏五，合为九脏以应之也。”

---

① 氂（lí）：同“厘”。毫氂，形容极微小。

岐伯说，天是以六六之数为节度，地是以九九之法与天相会通的。天有十个日干，代表十天，六个十干，叫作一个周甲，六个周甲成为一年，这是三百六十日的计算方法。从古以来，懂得天道的，都认为生命的根本，源于天地间的阴阳之气。无论地之九州还是人之九窍，都与天地之气相通。由自然界的阴阳之气变化而产生了五行和三阴三阳之气。天有三气，地有三气，人有三气，三三合而为九，在地分为九野，在人分为九脏，即四个形脏五个神脏，合为九脏，以与天的六六之数相应。形脏指胃、大肠、小肠、膀胱。神脏指心、肝、脾、肺、肾五脏。即心藏神、肝藏魂、脾藏意、肺藏魄、肾藏志。

《素问·三部九候论篇》："帝曰：愿闻天地之至数，合于人形，血气通，决死生，为之奈何？

"岐伯曰：天地之至数，始于一，终于九焉。一者天，二者地，三者人，因而三之，三三者九，以应九野。故人有三部，部有三候，以决死生，以处百病，以调虚实，而除邪疾。"

黄帝说：希望听听这天地间的至数，从而使它合于人的形体，通利血气，并决定死生。怎样才能做到呢？

岐伯说：天地的至数，是从一开始，至九终止。一为阳，代表天，二为阴，代表地，人生天地之间，所以用三代表人，而天地人又合而为三，三三为九，与九野之数对应。所以人有三部脉，每部各有三候，根据它去决定死生，诊断百病，调和虚实，祛除疾病。

孙思邈在《备急千金要方·养性篇》中说：“故善摄生者，无犯日月之忌，毋失岁时之和。一日之忌，暮无饱食；一月之忌，晦无大醉；一岁之忌，暮无远行；终身之忌，暮无燃烛行房。暮，常护气也。”

东晋医学家葛洪指出了生活要有六勿：“不饥勿强食，不渴勿强饮；不饥强食，则脾劳；不渴强饮，则胃胀。体欲常劳，劳勿过极。食欲常少，少勿至饥。冬朝勿空心，夏夜勿饱食。”他把日常生活和养生保健结合起来，在《抱朴子》中提出薄名利，禁声色，廉货财，损滋味，除佞妄，去沮嫉，为养生六真经。他说六害不除，纵服琼浆玉液，也难保长命。

乾隆皇帝在位 60 年，高寿 89 岁，被世人誉为“君王寿魁，耄耋天子”。其养生口诀为：“吐纳肺腑，活动筋骨，十常四勿，适时进补。”“十常”为齿常叩、津常咽、鼻常揉、耳常弹、肛常提、腹常旋、面常搓、足常摩、眼常运、肢常伸；“四勿”为食勿言、卧勿语、饮勿醉、色勿迷。

遇喜不过狂，遇乐不过分，遇悲不过哀，遇愁不过度，把握适度，寿限无数。日本医学家若月俊一有句名言："适度是长寿之宝。"吃饭穿衣，工作学习，锻炼活动，行止起居，接物应事，七情六欲，把握适度，有劳有逸，一张一弛，养生真谛。

"和于术数"，"术数"并不是指方术。清代名医张隐庵先生在《内经集注》中说："术数者，调养精气之法也。""术数"就是知道阴阳变化的规律，适时、适度、适人的养生方法。

"和于术数"其核心在于"和"，表现在中和适度，即人的身心和、形体与精神和、人与人和、人与自然和。具体来说要做到以下几个方面：

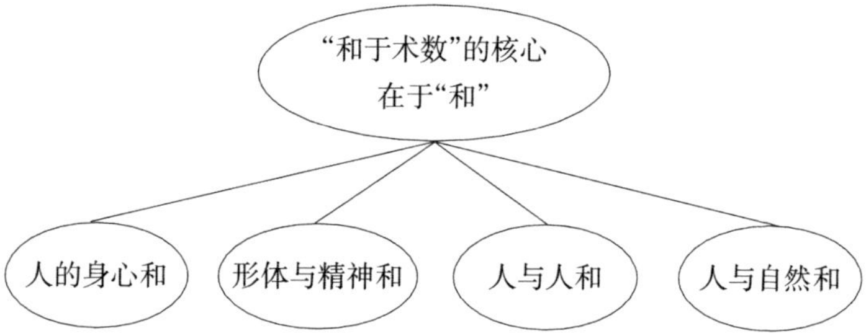

第一，人的身心和。“心”是人的心智、心情。心智平和，情绪愉悦，则身体的气血运行顺畅通泰，自然也就健康。相反，如果心里抑郁，必然导致气血郁结。《红楼梦》中的林黛玉，之所以肺疾难以医治，这与她长期处于忧伤的状态有很大的关系。中医认为“忧伤肺”，过度的忧虑、伤感，对肺脏伤害很大，而经常发怒则容易伤肝。我们常常可以看到，人一旦发怒，往往脸上涨得通红，这是气血往上涌。正常的气血运行是往下走的，这种运气，往往导致血压的升高，或者出现脑出血的现象。为此，一定要让人的情绪处于平和的状态，保持乐观的心智和快乐的心情。

第二，形体与精神和。形体是精神赖以存在的物质载体，健壮的形体可以使人精力充沛。形体的养护要靠适当的营养和适度的运动。《黄帝内经》讲：“久视伤血，久卧伤气，久坐伤肉，久立伤骨，久行伤筋，是谓五劳所伤。”孙思邈提出“养性之道，常欲小劳，但莫大疲及强所不能堪耳。且流水不腐，户枢不蠹，以其运动故也”。这是对《黄帝内经》中“形劳而不倦”的进一步解说。在日常生活中，要动静结合，张弛有度，即形动心静，劳逸结合，特别要警惕“五种疲劳”，即志劳、思劳、心劳、忧劳、疲劳。有的人在运动的认知上有误区，以为运动越多越好，贪多求多。其实，适度运动就好，以不疲劳为度。在养形的基础上，还要养神，即保持良好的精神状态。这种精神状态，包括对生活的热爱，对事业的追求，始终充满向上的精神力量。形与神和，表现出来的是气血充盈，神志安详。相反，一个人假如精神萎靡，必然形态疲劳，气色灰暗。

第三，人与人和。人与人和，主要体现在家庭中亲人之间的和谐，单位中同事的和谐和社会生活中人际的和谐。有人对长寿的因素做过调查，发现人际和谐是排位很前的一大因素。与人和善，乐于助人，和谐相处，可以使心情愉悦。相反，每天都处于争吵、争斗的环境，精神必然处于紧张状态，必然影响到一个人的胃口、休息，影响身体健康。人与人和，要礼让、宽容，要善于沟通，要学会换位思考，在家庭中享受天伦之乐，在单位中享受共处之乐，在社会中享受互助之乐。

第四，人与自然和。自然是我们赖以生活、生存、发展的环境，只有顺应自然，才能享受自然带来的乐趣。人与自然和，主要是适应自然的时序变迁，调整好生活。《易传·系辞下》：“夫大人者，与天地气其德，与日月气其明，与四时气其序。”《易传》认为天体是按一定规律运行的，一年四季、春夏秋冬从不违时，人的行为应随之变化，不能违背。因此，在这里说，有圣德的人，他的行为遵循四时的变化而有序地变化，这就是我们常说的“四时养生”，我们的饮食、起居、衣着都应随着时序的变化而作出相应的调整。

“和于术数”要落实在日常生活中的具体细微之处，有规律、有节制地生活。具体来说，要做到以下几个方面：

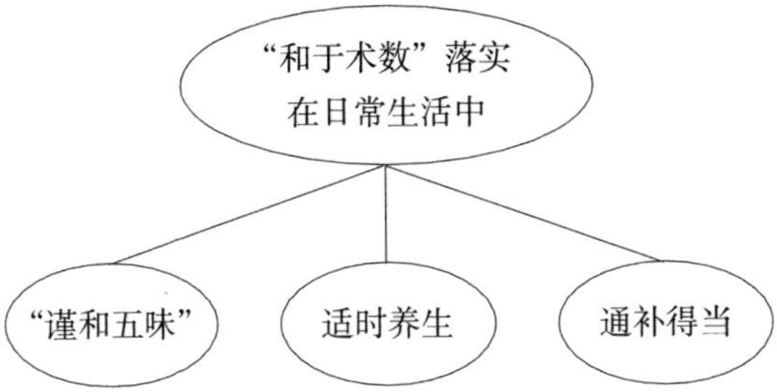

一是“谨和五味”。饮食主要在于“节制有常，通补得当”。《素问·脏气法时论篇》提出了一个合理的膳食结构，即“五谷为养，五果为助，五畜为益，五菜为充，气味合而服之，以补精益气”。这个结构有主食，有副食，各自的作用不同。五谷（即含有丰富碳水化合物的稻米、麦、大豆、小米之类）为主食，为人体提供必需的热量与能量。五果、五菜为副食，为人体提供多种维生素、纤维素及微量元素，在新陈代谢中是必不可少的。五畜（即猪、牛、羊、鸡、犬之类）为人体提供必需的蛋白质、脂肪和各种氨基酸。因此“谨和五味”是食饮有节的重要方面。营养学专家认为，合理膳食是指每天摄入的各种食物所提供的能量，不超过也不低于人体所需要的能量。不同食物提供的能量不同，蔬菜提供的能量较低，油脂等提供的能量较高。合理搭配食物，才能保证能量平衡，保持营养素平衡。对于正常人来说，碳水化合物摄入应占总热量的55%～65%，脂肪占20%～30%，蛋白质占10%～15%。具体来说，要“三少，三多”：少盐、少糖、少动物脂肪；多吃蘑菇、黑木耳、黑米，要尽量做到“六不贪”：不贪肉、不贪精、不贪饱、不贪酒、不贪热、不贪快，特别是注意早餐吃好、中餐吃饱、晚餐吃少。现在，我们的饮食习惯恰好颠倒过来。由于早上赶路急着上班，早餐吃得很简单，有的人甚至不吃早餐，而晚餐经常去聚会，大吃大喝，甚至吃得很晚才结束。一句玩笑话称：晚餐的作用，四分之一是维持生命，四分之三是维持医生的收入。科学研究发现，很多疾病发生的原因之一，就是晚上不良的饮食习惯。晚餐如果吃得太多、太晚，将带来以下危害：一是加速身体器官的老化，若长期晚餐吃太饱，睡眠时胃肠及肝、胆等器官仍在运作中，影响身体正常代谢，加速身体老化；二是晚餐吃得太晚，胃也要跟着加起夜班来，使黏膜得不到及时休息、修复，久而久之就出现了胃病；三是晚饭吃得太多太晚，胆固醇水平更容易增高，引发动脉硬化。同时，血液集中于胃肠道帮助消化吸收，心脏供血就会相对不足。为此，晚餐要吃得少，吃得早，吃得杂，以七分饱为标准，八点以后最好不再进食，食物均衡多样。

合理的膳食结构是“荤素搭配”，有的人提倡“素食”，其实，长期素食的人营养并不全面。我见过许多素食的人，明显觉得其血气不足，皮肤失去光泽。营养的均衡才是最重要的。另外“饮食自倍，肠胃乃伤”，是指饮食过量会伤害人体的肠胃功能，影响消化。过度贪凉致使中焦寒盛，也可引发多种病症，如寒凉饮食入胃是导致咳嗽的重要内因。《素问·生气通天论篇》说：“阴之所生，本在五味，阴之五宫，伤在五味。”人依赖饮食五味以充养精神元气而维持正常生命活动，五味不调和便可伤及五脏，故谨和五味便可气血流通，筋骨强劲，五脏安和，而健康长寿。

孙思邈在《备急千金要方·养性篇》中说："是以养性之士，唾不至远，行不疾步，耳不极听，目不极视，坐不久处，立不至疲，卧不至懻。先寒而衣，先热而解。不欲极饥而食，食不可过饱。不欲极渴而饮，饮不欲过多。饱食过多则结积聚，渴饮过多则成痰癖。"孙思邈在这里指出饮食要适时、适量。

《遵生八笺·饮馔服食笺》曰："是以一身之中，阴阳运用，五行相生，莫不由饮食。故饮食进则谷气充，谷气充则血气盛，血气盛则筋力强。脾胃者，五脏之宗，四脏之气皆禀于脾，四时以胃气为本。由饮食以资气，生气以益精，生精以养气。气足以生神，神足以全身，相须以为用者也。"食饮有节，是对胃气的最好保护。对于现代人来说，营养不够已经不是问题，问题在于饮食过量，许多人已经丧失了"饥饿感"，许多人暴饮暴食而伤害肠胃。俗话说："要想身体康，三分饥和寒。"只吃七分饱，摒弃暴饮暴食的不良习惯，才不会给肠胃造成过重的负担。当今的日本人很长寿，其中的一个原因是“节食”，日本人接待客人是“四菜一汤”，每一份菜都是一小碟，精致、适量。时下，保健专家提倡“轻断食”：每周有一天不吃主食，吃一点水果之类的食物，让肠胃也放假休息一天。我认为这是科学的，对人的身体健康是有益的。

调和五味，还要讲究科学合理的膳食搭配。中国营养学会提出了最新的“中国居民平衡膳食宝塔（2022）”。平衡膳食宝塔共有五层。第一层为谷薯类食物，谷类每天200～300克（其中全谷物和杂豆类50～150克），薯类每天50～100克；第二层为蔬菜水果类食物，蔬菜类每天300～500克，水果类每天200～350克；第三层为动物性食物，鱼、禽、肉、蛋等每天120～200克，每周至少2次水产品，每天1个鸡蛋；第四层为奶及奶制品和大豆及坚果类食物，奶及奶制品每天300～500克，大豆及坚果类每天25～35克；第五层为烹调油和食盐类，油每天25～30克，盐每天少于5克。（详情可参见附录“中国居民平衡膳食宝塔的说明”）

二是适时养生。《素问·四气调神大论篇》根据季节变化制定了与之相应的作息制度：春季“夜卧早起，广步于庭”、夏季“夜卧早起，无厌于日”、秋季“早卧早起，与鸡俱兴”、冬季“早卧晚起，必待日光”。起居有常有助于身体健康，减少疾病发生，反之则会半老而衰。

东晋医学家葛洪在《抱朴子》中说：“冬不欲极温，夏不欲穷凉，不露卧星下，不眠中见肩，大寒大热大风大雾皆不欲冒之。”他主张卧不吹风，许多“中风”的人往往是在睡觉时吹风造成的。人处于睡眠状态，机体的运行放慢，如果长时间吹风，风邪入内，就会致病。

三是通补得当。是“通”是“补”，要因人制宜。阳虚补阳，阴虚补阴。但要防止人体营养过剩了还继续进补，不然会发生阴阳失调和气血堵塞。当下的人主要解决的问题是“通”，要使气血、经络、肠胃、两便都要畅通。比如，高血压、高血脂、痛风人群就属于宜泻不宜补的类型。为此，《黄帝内经》强调养血护气，通补得宜，强调“胃实肠空”，如心情舒畅，气血畅通，每天“两便”畅通，没有“宿便”，体内的“毒素”及时地得到清除。

第三讲　养形重在养气、养血、养筋

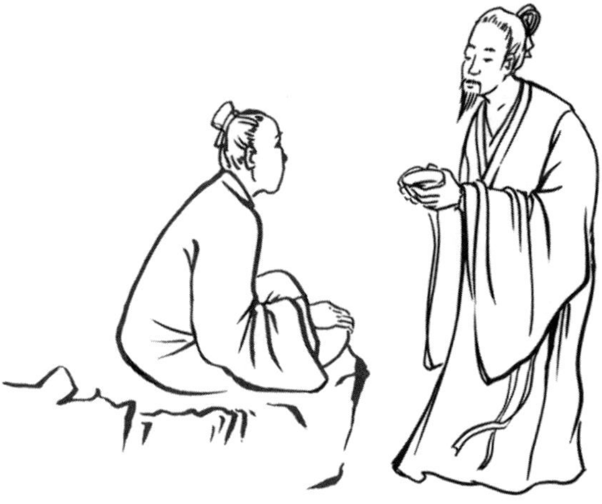

《黄帝内经》认为养生要“天人相应，形与神俱”。形，是指形体，包括人的脏腑、肌肉、血脉、筋骨、皮毛等。形是神的依托，没有形，神就不可能存在，形神统一是一个人健康的标志。

《灵枢·寿夭刚柔》说：“形与气相任则寿，不相任则夭；皮与肉相裹则寿，不相裹则夭；血气经络胜形则寿，不胜形则夭。”意思是说，形体与正气相称的多长寿，不相称的多夭亡；皮肤与肌肉结合紧密的多长寿，不紧密的多夭亡；血气经络充盛胜过外形的多长寿，血气经络衰弱不能胜过外形的多夭亡。

《淮南子·原道训》中说：“夫形者，生之舍也；气者，生之充也；神者，生之制也。一失位，则三者伤矣。”意思是说，身躯是与生俱来的生命住所；气能量是生命的支柱；精神是生命的控制枢纽。一旦一方失去本位，三者便会同时受损。《淮南子》在这里指出了形、气、神三者相互的依存关系。形是气、神的物质基础，气是事物的本质，决定了形的性质、状态以及存亡。在人的生命中，必须谨慎守护形、气、神三种要素。

《云笈七签·七部语要》曰：“形者，气之聚也，气虚则形羸；神者，精之成也，精虚则神悴。形者，人也，为万物之最灵；神者，生也，是天地之大德。最灵者，是万物之首；大德者，为天地之宗。万物以停育为先，天地以清净是务，故君子养其形而爱其神，敬其身而重其生。”这段话回答了什么是“形”，什么是“神”，也指出了“形”的重要性。随着一个人血气的衰弱，人的形体也发生了变化，如皮肤起皱纹，肌肉退化，弯腰驼背，头发变得斑白等，这就是一个人的“形”的变化。一个人过胖、过瘦都不利于健康，因此，保持适度的体重和强壮的体魄对养生是至关重要的。

形体的形成过程大致是这样，食物经过肠胃的消化、吸收，转化为精，精化成为气，给人的经、脉、血输送了营养，从而从实变形。《黄帝内经》对如何养“形”提出了许多精辟的见解。

一、养形要注重养气

生命是什么呢？生命就是气，气分阴阳，阴阳分五行，五行和为气。正如老子在《道德经》中所说：“道生一，一生二，二生三，三生万物。万物负阴而抱阳，冲气以为和。”在这里我们可以看到，人只不过是一团气的运动变化，气的升降聚散，气聚则生，气散则灭，这就是生命。

汉字“气”为象形字。甲骨文为三，三条线就像空中遨游的云气。金文为气，小篆为气，因甲骨文与数字“三”形近易混，金文和小篆稍加弯曲，像云气向上升腾流动之状。隶书用“氣”（表示馈赠之义）借作“气”，变成形声字。现通行的简体字又恢复了古文字“气”的写法，而“氣”则作为它的繁体。

《说文·气部》说：“气，云气也。”本义为云气，如“天高气爽”。气，第一是指自然之气，如天气、节气、气象、气候；第二是指气息，如扬眉吐气、喘气；第三是指社会风尚，如风气；第四是用于表现人的精神状态，如豪气、气魄、气度、勇气、朝气、志气、正气等等，这个字义是用得最多的；第五是指情绪、作风，如书生气、娇气、平心静气；第六是指身体的原动力和病象，如中医常用的元气大伤、气虚、痰气、湿气等。

在日常生活中经常可以听到有关“气”字的表达，比如说一个人高兴了，叫“喜气洋洋”，如果精神抖擞，叫“生气勃勃”，还有人说，“气死我了”，这是心气郁结，生闷气。中国人有一句话叫“人活一口气，佛活一炷香”，人体就是有了这个“气”才活着的。

“气”简单地说就是一种生命能量。在《黄帝内经》中，“气”是一个出现频率很高的字，多达三千多次。中医认为气有五大作用：

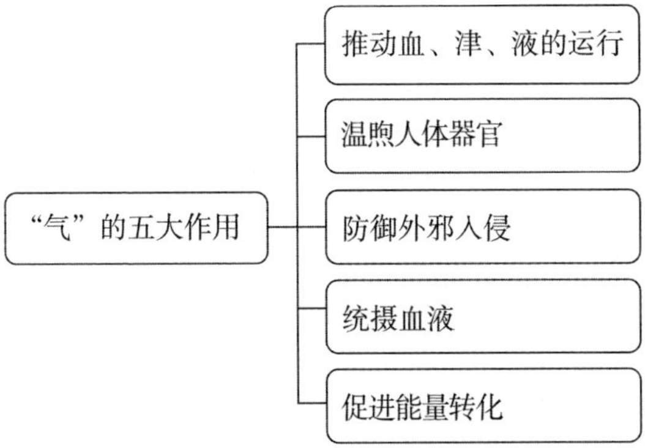

一是推动血、津、液的运行。气可以推动血液的循行，津液的生成、传输和排泄，激发各脏腑组织器官的功能活动；

二是温煦人体器官。气可以使人体温暖、发热，如果人断了气的话，人体就冰凉了；

三是防御外邪入侵。气可以抵御邪气，护卫肌表，防止外邪入侵；

四是统摄血液。气可以调节汗液、尿液、唾液、精液的分泌和排泄，保持脏腑器官的协调运作；

五是促进能量转化。气的运行可使人体产生各种正常的变化，包括精、气、血、津液等物质的新陈代谢及相互转化。实际上，气的运行过程就是物质转化和能量转化的过程。

自然之气是阴阳五行运行的结果。气是一种常见的自然现象，古代“气”字的三条横线，上为天，下为地，中为人。古人认为天、地、人和万物皆由气的聚散生化而成，如云气、天气、空气、气体等，这些是日月之气、天地之气，即自然之气，这是自然界变化的现象。

《素问·阴阳应象大论篇》说：“阳为气，阴为味。味归形，形归气。气归精，精归化。精食气，形食味。化生精，气生形。味伤形，气伤精。精化为气，气伤于味。”意思是说，阳是无形的气，而阴则是有形的味。饮食五味进入身体中的胃腑，胃能够腐熟蒸化出水谷中的清气。清气进入五脏，与五脏中的精气结合，而化生人体所需的营养物质。精仰赖水谷清气的补养，形体仰赖饮食五味的补给。饮食经过生化生成精，精气化后以充养形体。饮食不节，也能伤害身体，气偏盛，也能损伤精。精血充足，又能够转化为气，气也能被五味太过所伤害。

又说："天有精，地有形。天有八纪，地有五里。故能为万物之父母。清阳上天，浊阴归地。是故天地之动静，神明为之纲纪。故能以生长收藏，终而复始。惟贤人上配天以养头，下象地以养足，中傍人事以养五脏。天气通于肺，地气通于嗌，风气通于肝，雷气通于心，谷气通于脾，雨气通于肾。六经为川，肠胃为海，九窍为水注之气。以天地为之阴阳，阳之汗，以天地之雨名之；阳之气，以天地之疾风名之。暴气象雷，逆气象阳。故治不法天之纪，不用地之理，则灾害至矣。"

这段话的意思是说，天有精气，地有形质。天有八节的气序，地有五方的布局。因此，天地能成为万物生长的根本。清阳上升归于天，浊阴下降归于地。所以天地的运动和静止，是由阴阳的神妙变化而决定的。因而能使万物春生、夏长、秋收、冬藏，循环往复，永不休止。只有圣贤之人，向上与天气配合来养护头；向下与地气相顺来养护足；居中则依傍人事来养护五脏。天气和肺相通，地气与咽相通，风气与肝相通，雷气与心相通，谷气与脾相通，雨气与肾相通。六经好像大河，肠胃好像大海，九窍好像水流。如果以天地的阴阳比喻人身的阴阳，那么人在阳气发泄时的汗，就好像天地间的雨；人在阳气散发时的气，就好像天地间的疾风。人的暴怒之气，就好像雷霆；人的逆气，就好像久晴不雨。所以，养生不取法天地之理，那么疾病灾害就要发生了。

《养生论》曰：“大凡养生，先调元气。身有四气，人多不明，四气之中，各主生死。一曰乾元之气，化为精，精反为气。精者连于神，精益则神明，精固则神畅，神畅则生健。若精散则人疲，精竭则神去，神去则死。二曰坤元之气，化为血，血复为气。气血通于内，血壮则体丰，血固则颜盛，颜盛则生全。若血衰则发变，血败则胸空，胸空则死。三曰庶气，庶气者一元交气，气化为津，津复为气。气连则生，生托于气。阴阳动息，滋润形骸，气通则生，气乏则死。四曰众气，众气者，谷气也。谷济于生，终误于命。食谷气虽生，蕴谷气还死。精能附血，气能附生，当使循环，即身永固。”在这里指出了养气要养乾坤之元气、庶气、众气。

按照《黄帝内经》的说法，养气主要应做到以下几个方面：

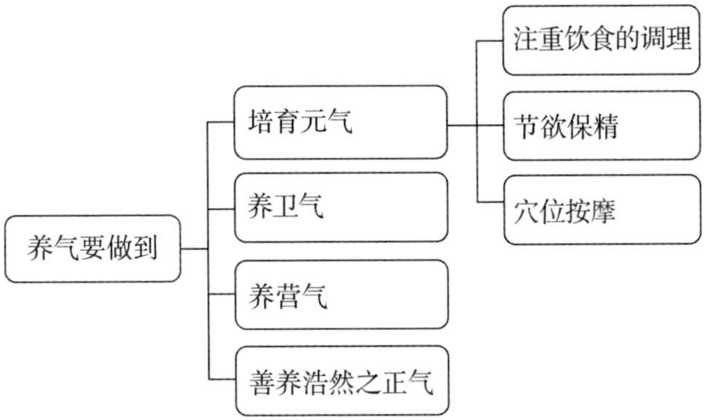

第一，要培育元气。元气是人的生命的根基，元气充足，则气机运行顺畅，富有生命力。《素问·生气通天论篇》说："风客淫气，精乃亡，邪伤肝也。因而饱食，筋脉横解，肠澼为痔。因而大饮，则气逆。因而强力，肾气乃伤，高骨乃坏。"意思是说，风邪从外侵入人体，渐渐侵害元气，精血也因此而耗损，这是邪气损伤了肝脏的缘故。如果再吃过饱，会使胃的经脉横逆驰缓，而形成下泻脓血的痢疾，进而引发痔疮。如果饮酒过度，肺气就会上逆。如果勉强入房，就会伤肾气，使脊椎骨损坏。

元气是生命的原动力。元气主要藏于肾，也就是肾气。它是一种先天之气，也叫真气、原气。元气的来源有两个：一个是先天的，是从父母那里遗传下来的，它在整个生命活动中起到了生命之根的作用。一个是后天的，也就是人在日常饮食中从食物里获得的。随着年龄的增长，有些人牙齿脱落，头发变得斑白、干枯，这都是肾气不足造成的。要培育好元气，关键在于养肾气。

养肾气，首先要注重饮食的调理。多吃补肾养精的食物，如一些黑色的食物：黑芝麻、黑豆、黑米，还有山药、核桃、芡实、地黄、枸杞等。

其次要节欲保精。《黄帝内经》在这里指出最伤元气的是酒后行房。酒主生发，酒能使气血运行加快，使气血趋于体表而体内空虚。而房事活动主要是由肝、肾两脏来支配和完成的。酒后肝、肾正值空虚，如果强行房事，不但力有不及，还会使虚者更虚。由于元气受损，邪气乘虚而入，这时，人就易发病。

最后是穴位按摩。可以经常按摩关元穴（下丹田）、神阙穴（肚脐眼）、命门穴、肾俞穴等。先将两手劳宫穴搓热，然后用两手的劳宫穴分别压住关元穴和命门穴按摩，一直到发热、温暖为止。

第二，要养卫气。卫气是阳气的一种，如同保卫于人体最外层的樊篱，可以说是人体抵抗邪气入侵的第一道防线。

《素问·生气通天论篇》说：“苍天之气，清净则志意治，顺之则阳气固。虽有贼邪，弗能害也。故圣人传精神，服天气而通神明。失之则内闭九窍，外壅肌肉，卫气散解，此谓自伤，气之削也。”

这段话的意思是说，自然界的天气清净，人的意志就平和，顺应这个道理，阳气就固密。即使有贼风邪气，也不能侵害人体。所以，善于养生的圣人，能够聚集精神，呼吸天地精气，而与天地阴阳的神明变化相统一。如果违背这个道理，在内会使九窍不通，在外会使肌肉壅阻，卫阳之气耗散，这是自己造成的伤害，使阳气受到削弱。

这里讲的卫气，就是阳气充足，能够抵御邪气的入侵。阳气要充足关键在于聚集精神，使精神不耗散，不心慌意乱，也在于意志平和、顺畅，假如因愤怒、忧伤等引起气逆，则意味着为邪气的入侵打开了缺口。为此，养卫气，要心神安、平、顺，气与神合二为一，这样卫阳气就能上升。

道家认为真气的产生，在于心静。心浮必然气躁，气躁必然气乱。心平气则和，心静真气生。心静才有静气，养生和做事皆然。一个人，专心于一件事，别的事情都搅扰不了他，别的诱惑也都迷乱不了他，心系一处，仿佛进入了禅定，这样的人就有静气。有了静气，贼风邪气也不能侵害他。

第三，要养营气。营气是行于脉中而具有营养作用的气。因其富有营养，在脉中营运不休，故称为营气。营气是人体抵御疾病的第二道防线。

《素问·生气通天论篇》说："阳气者，精则养神，柔则养筋。开阖不得，寒气从之，乃生大偻。陷脉为瘘，留连肉腠。俞气化薄，传为善畏，及为惊骇。营气不从，逆于肉理，乃生痈肿。魄汗未尽，形弱而气烁，穴俞以闭，发为风疟。"

这段话的意思是说，人体的阳气，生化精微可以养神，柔和之性可以养筋。如果腠理开阖失调，寒邪乘机侵入，就会发生背部屈曲的大偻病。邪气留滞在肌肉腠理，日久深入血脉，就会形成瘘疮。外邪从背部腧穴侵入脏腑，会出现恐惧和惊骇之症状。如果寒气入于经脉，营气不能顺着经脉走，阻滞在肌肉之中，会发生痈肿。汗出不透，形体衰弱，正气被消耗，腧穴闭塞，就会发生风疾。

营气是否充足，取决于阳气是否充足。《黄帝内经》认为风邪是致病之源，风邪的入侵从人体的皮肤进入血脉和五脏六腑，这时疾病就一步步地深入了。为此，必须培育阳气。

《灵枢·天年》说：“黄帝曰：人之寿夭各不同，或夭或寿，或卒死，或病久，愿闻其道。岐伯曰：五脏坚固，血脉和调。肌肉解利，皮肤致密。营卫之行，不失其常。呼吸微徐，气以度行。六腑化谷，津液布扬。各如其常，故能长久。”

黄帝说：人的寿命长短各不相同，有的命短，有的寿长，有的突然死亡，有的患病日久，希望听到其中的道理。

岐伯说：五脏形质坚固，血脉和顺协调。肌肉滑润，皮肤细密。营卫之气的运行，不背离常规。呼吸顺缓，经气循度而行。六腑消化谷物，津液补散围身。以上各方面都能正常活动，寿命就能长久。

那么，如何养阳气呢？一是从食物中吸收阳气，冬天的时候选择吃一些温性的食物；二是通过运动补阳气，如慢跑，可以使气血、血脉流畅；三是从日光中吸收阳气，冬天的时候在中午的太阳光下晒后背。

今天在人们的日常生活中，最伤阳气的事情是熬夜。按照自然界阴阳消长变化的规律，应是“日出而作，日落而息”。白天在户外做一些活动，这是补充阳气。晚上则应是静修为主。太阳下山以后，阳气收敛，腠理闭拒，要避免过于剧烈的运动造成机体的失调和虚弱。当今有些人喜欢做“夜猫子”，有的甚至日夜颠倒，这是最伤阳气的行为，不足为取。

第四，要善养浩然之正气。养气贵在心正。气外于形，内于质，即所谓“腹有诗书气自华”。一个人的气质是内在修养的体现，一个心地善良的人，表现出来的是和气。一个暴戾的人，表现出来的是匪气、杀气。“浩然正气”是孟子提出的一个概念，指充实于人体之内的浩大正直之气，这种正气体现为“富贵不能淫，贫贱不能移，威武不能屈”。“浩然正气”是光明磊落的胸怀，心平正直的品格。为人要养浩然之气。正能胜邪，正能生威。关羽单刀退敌，是因为他的一身凛然正气。正如《正气歌》所说的：“天地有正气，杂然赋流形。下则为河岳，上则为日星。……时穷节乃见，一一垂丹青。”

《素问·上古天真论篇》中说：“故美其食，任其服，乐其俗，高下不相慕，其民故日朴。是以嗜欲不能劳其目，淫邪不能惑其心。愚智贤不肖，不惧于物，故合于道。所以能年皆度百岁而动作不衰者，以其德全不危也。”

这段话的意思是说，人们无论吃什么都会觉得甘美，穿什么都会感到舒适，在任何习俗下生活都会觉得快乐，无论地位尊卑贵贱，都能安于本位，不互相倾慕，人们日渐变得自然纯朴。所以任何嗜好、欲望都不能引起他们的关注，任何淫乱邪僻的事物都不能惑乱他们的心志。无论愚笨、聪明，还是贤德、不肖的人，都不被外界物欲所惊扰，行动完全符合养生的规律。故都能够活到百岁而行动不衰退，这是由于他们领会和掌握了养性以修身这一根本之道，身体才免受内外邪气的干扰侵害。正所谓丹心养浩然之气，正气内存则邪不可犯。

养气要善于炼气。人的气随着生命的运行，是逐渐消耗的，为此必须借助导引术，进行炼气。孙思邈在《备急千金要方·养性篇》中说：“彭祖曰：道不在烦，但能不思衣食，不思声色，不思胜负，不思曲直，不思得失，不思荣辱，心无烦，形勿极，而兼之以导引，行气不已，亦可得长年，千岁不死。”这就是说，养气的时候要做到心静、气平、气足。今天，体育运动，如慢跑、打坐、站桩、八段锦、太极拳等练功之法，都是很好的练气健身法。

养气还要善于移精变气。气由精化育而成，保精、养精是元气充足的保证。《素问·移精变气论篇》中说："黄帝问曰：余闻古之治病，惟其移精变气，可祝由而已。今世治病，毒药治其内，针石治其外，或愈或不愈，何也？岐伯对曰：往古人居禽兽之间，动作以避寒，阴居以避暑。内无眷慕之累，外无伸宦之形。此恬惔之世，邪不能深入也。故毒药不能治其内，针石不能治其外，故可移精祝由而已。当今之世不然。忧患缘其内，苦形伤其外，又失四时之从，逆寒暑之宜，贼风数至，虚邪朝夕，内至五脏骨髓，外伤空窍肌肤，所以小病必甚，大病必死，故祝由不能已也。"

黄帝问道：我听说古时治病，只是转变病人的思想精神，用"祝由"（巫术）的方法就可以治愈。现在治病，用药物从内治，用针石从外治，结果还是有好有不好的，这是什么道理呢？

岐伯说：古时候，人们穴居野外，周围都是禽兽，靠活动来驱寒，住在阴凉地方来避暑。在内心没有爱慕的累赘，在外没有奔走求取官宦的形役。这是恬淡的时代，外邪不易侵犯人体。因此，既不需要“毒药治其内”，也不需要“针石治其外”，所以只是改变精神状态、依靠“祝由”就够了。现在就不同了。人们心里经常为忧虑所苦，形体经常为劳累所伤，再加上违背四时的气候和寒热的变化，这样，贼风虚邪早晚不断侵袭，就会内犯五脏骨髓，外伤孔窍肌肤，所以小病会发展成为大病，而大病就会病危或死亡，因此，仅依靠“祝由”是不能把病治好的。

清代金缨的《格言联璧》在“养生”篇中有比较好的概括：少思虑以养心气，寡色欲以养肾气，常运动以养骨气，戒嗔怒以养肝气，薄滋味以养胃气，省言语以养神气，多读书以养胆气，顺时令以养元气。

二、养形要注重养血

血是人体赖以生存的基础，是生命能量的来源。《黄帝内经》说：“血气者，人之神，不可不谨养。”后世医家提出：“气为血之帅，血为气之母，气行则血行，气停则血凝。”中医认为，人体是由脏腑、经络、皮肉、筋骨、气血与津液等共同组成的一个整体，人体生命活动主要是脏腑功能的反映，而脏腑功能活动的物质基础就是气、血、津液。气与血都由人身之精所化，气属阳，血属阴，具有互根互用的关系。《难经·二十二难》说："气主呴之，血主濡之。"气是血液生成和运行的动力，血是气的化生基础和载体。气在没有血的情况下不能独立存在。评判一个人是否健康的标准就是阴阳是否平衡，气血是否充足。"血气不和，百病乃变化而生"（《素问·调经论篇》）。为此，在补气的时候不要忘记补血。那如何补气血呢？

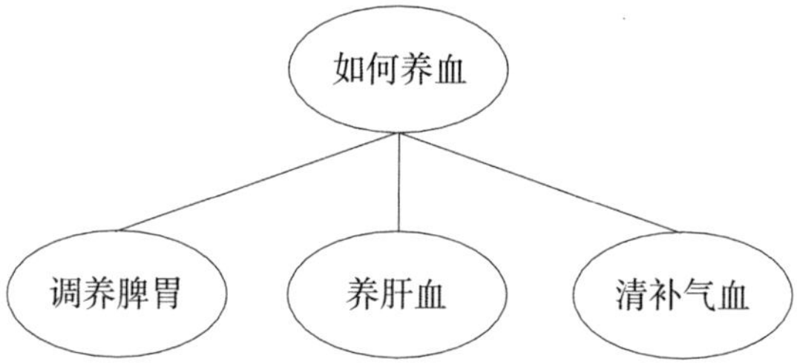

首先是要调养好脾胃。脾胃是主运化的器官，负责把食物转化成水谷精华，转化成营气和津液，再转化成血液的过程。有的人气血不足，其主要的原因是脾胃功能虚弱或者脾胃不和。为此，就要用中药调理和食物补给。

其次要养肝血。肝藏血，主疏泄、主筋，与"中精之府”的胆表里相合。肝血充盈，筋得其养，故行走强劲有力。因此，养肝也是调气血重要的一个步骤。养肝血需做到“四少”，即少熬夜、少生气、少用眼、少喝酒。因为熬夜、生气、用眼、醉酒都消耗肝血。

最后是清补气血。这就是血虚宜补充，血热宜清之、凉之，血瘀宜通之。现代人养血主要是清之，活血化瘀，防止血脂偏高。

三、养形要注重养筋

筋骨是人体的“支架”，肌肉毛发、五脏六腑悬架而生。中医有“筋长一寸，增寿十年”之说。

随着老龄化的日益发展，骨质疏松的患者也在增加。筋骨问题引发其他各种疾病的发生。例如，颈椎压迫会引起头晕、头痛、眼花、落枕、失眠、肩周炎、耳聋耳鸣、小脑萎缩等；胸椎压迫会引起气短胸闷、驼背、打嗝、心前区疼痛、高低肩、血糖升高或降低等；腰椎压迫会引起腰疼、腿疼、骨刺、前列腺问题或不孕不育等症状。所以，筋骨对人身体健康的影响不可不重视。

养筋是打通经络的重要途径，《素问·调经论篇》指出“五脏之道，皆出于经隧，以行血气”。《灵枢·经脉》提到“经脉者，所以能决死生，处百病，调虚实，不可不通”。《灵枢·本脏》又提到“经脉者，所以行血气而营阴阳，濡筋骨，利关节者也”。这说明经脉的作用是决定生死、诊治百病、调理虚实、运行气血、营养阴阳、濡润筋骨、滑利关节。由此可见，经络是否畅通和身体健康直接相关，意义重大。这个生命通道一定要保持通畅，不可不通。一旦不通畅，就会发生病变。如果经脉堵塞了、不通了，就会出现气滞血瘀或者气血虚弱的现象，五脏六腑不能得到濡养，生理功能不能正常发挥，疾病就会乘虚而入。

养筋的主要功能是打通经脉，使气血的运行通畅。养筋有三种常见的方法：

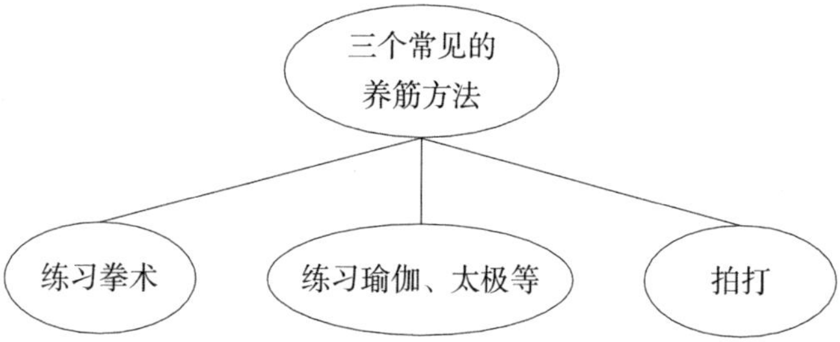

一是练习拳术。拳谚讲“外练筋骨皮，内练一口

气”，传统武术特别重视筋骨的锻炼。《拳经》云：“肌肤骨节，处处开张。”墨家拳诀有“周身旋转气血松，筋骨自转体放松，意远身静心松功，百阂自然久聚能”。内家拳讲“虚领顶劲、含胸拔背、沉肩坠肘、松腰敛臀、尾闾正中”等要领，首先就是为了把骨树正了，把筋捋直了，所谓“伸筋拔骨”，内家拳对筋骨的重视可见一斑。

二是练习瑜伽、太极等。练习瑜伽或太极，都是拉筋的一个好方法，同样是调心、调气的过程，人的筋骨拉通了，气血也就畅通。气血畅通了，人也就健康了。

三是拍打。有一个拍打疗法，就是每天从头至脚用手拍打。通过拍打震动经络，使之通畅。这也是养筋的一个好方法。

第四讲　养神重在养德、养情、养志

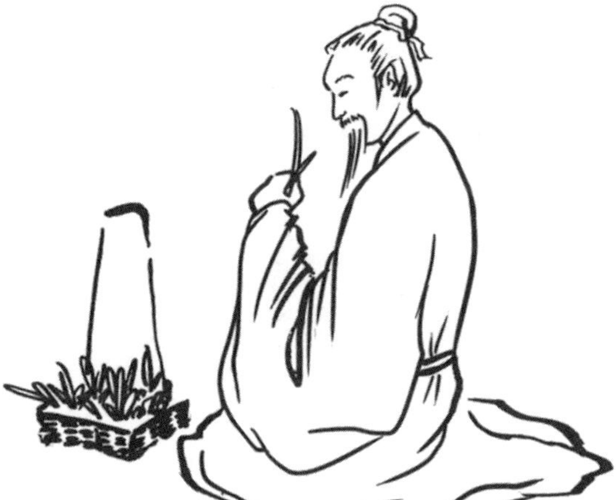

人的健康包括身和心的健康，人是身、心、性的统一，精、气、神的合一。

据调查，心情愉悦居长寿原因的首位。《黄帝内经》强调情绪对人的健康至关重要。养生重在独立守神，即养神。

《灵枢·天年》说："黄帝曰：何者为神？岐伯曰：血气已和，荣卫已通，五脏已成，神气舍心，魂魄毕具，乃成为人。"

黄帝说：什么叫神呢？

岐伯说：血气已经和调，荣卫已经畅通，五脏已经形成，神气潜藏于心，魂魄具备了，就成为人。

《灵枢·本脏》说："黄帝问岐伯曰：人之血气精神者，所以奉生而周于性命者也。经脉者，所以行血气而营阴阳，濡筋骨，利关节者也；卫气者，所以温分肉，充皮肤，肥腠理，司开阖者也；志意者，所以御精神，收魂魄，适寒温，和喜怒者也。是故血和则经脉流行，营复阴阳，筋骨劲强，关节清利矣。卫气和则分肉解利，皮肤调柔，腠理致密矣。志意和则精神专直，魂魄不散，悔怒不起，五脏不受邪矣。寒温和则六腑化谷，风痹不作，经脉通利，肢节得安矣。此人之常平也。"

黄帝问岐伯说：人体的血气精神，是养生而使性命存续的物质。人的经脉是运行血气，传输清浊之气，濡润筋骨，滑利关节的；人的卫气是温养肌肉，充养皮肤，肥盛腠理，管理皮肤腠理开阖的；人的志意是驾驭精神，收聚魂魄，适应寒温变化，调节情绪的。所以血脉调和则经脉流行，营养周身内外，筋骨强劲，关节滑利。卫气调和则舒畅滑利，皮肤和柔，腠理致密。意志和顺则精神专一，魂魄不散漫，悔怒不妄起，五脏不受邪气侵袭。适应气候的寒温变化，则六腑能正常运化水谷物，不致发生风痹，经脉畅通，四肢关节活动正常。这些都是人体协调的常态。

《黄帝内经》还说："余闻上古有真人者，提挈天地，把握阴阳。呼吸精气，独立守神，肌肉若一。故能寿敝天地，无有终时。此其道生。"中国人讲养生：药补不如食补、食补不如气补、气补不如神补！

"夫精神志意者，静而日充者壮，躁而日耗者老"（西汉·刘安等《淮南子》）。"心乱则百病生，心静则万病息"（元·罗天益《卫生宝鉴》）。"物来顺应，事过心宁，可以延年"（明·龚廷贤《寿世保元》）。"省思虑则心血不耗，发不易白"（明·王文禄《医先》）。"恼一恼，老一老；笑一笑，少一少”（明 · 顾起元《客座赘语》）。这些中医养生谚语都充分说明了养神的重要性。

《云笈七签 · 七部语要》曰：“灵气谓之神，休气谓之鬼，烦气谓之虫豸，杂气谓之禽兽，奸气谓之精邪。气之浊者，愚痴凶虐；气之刚者，高严壮健；气之柔者，仁慈敦笃。所以君子行正气，小人行邪气。”这一论述也强调了养神的重要性。

一、神是人身心的主宰

汉字“神”，从示从申。“申”“电”“神”本是同一个字，后分化。

“申”字，甲骨文为，像神秘的霹雳或不同方向开裂的闪电。古人认为打雷闪电是至高无上的天神在发怒。当“申”的“闪电”和“天神”本义消失后，金文为，由加组成。即“示”，表示祭祀；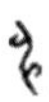即“申”，意指闪电，表示祭拜发出闪电的天公。《说文 · 示部》：“神，天神引出万物者也。”神，天神，引出万物的存在。神的本义指传说中的天神。如《周礼 · 春官宗伯》：“大宗伯之职，掌建邦之天神、人鬼、地示之礼。”由于人的面部神情可以显示其内在之神的状况，所以，“神”

也指人的神志、神采、心情以及精神状况。如“心旷神怡”形容心胸旷达，精神愉快；“神清气爽”形容神志清爽，心情舒畅；“全神贯注”形容全部精神集中在一点上；“神采焕发”形容精神焕发，风采动人；“神不守舍”指人的精神分散或心神不安。

《黄帝内经》中的“神”包括精神、神志。神是人的身心的主宰。人的五脏六腑所化生的气血是精神、神志活动的基础，同时人的精神状态和神志也影响脏腑气血功能的发挥。而肾则为藏精之器，是生命之火的源头。肾脏好，精气足，命火旺，才能使心脏强健。心火盛，外部表现即精神。有些人心神不安，其实是心肾不交。静而生精，动而显神。从养生的角度看，养神先要养肾。形与神是人的一体两面，相互依存，形是神的基础，形存神存，形谢神灭。而神是形的主宰，天地万物有神灵，人身亦有神，这个“神”是人的精神、意识，包括神、魂、魄、心、意、志以及思、智、虑等。在中医的观念中，“精”是人生命能量的最高级形式，用以化气养神，人的精气有限，精竭人枯。而“神”来自受孕时父母的“两精相搏”，是统领生命的魂灵，若不加以修持，就会在后天耗尽。古人认为心是思维的器官，所以形与神的关系也是物与心的关系。因此，健康的人既要养形，也要养神。

《灵枢·本神》说：

黄帝问于岐伯曰：凡刺之法，先必本于神。血、脉、营、气、精、神，此五脏之所藏也。至其淫泆离脏则精失，魂魄飞扬，志意恍乱，智虑去身者，何因而然乎？天之罪与？人之过乎？何谓德、气、生、精、神、魂、魄、心、意、志、思、智、虑？请问其故。

岐伯答曰：天之在我者，德也；地之在我者，气也。德流气薄而生者也。故生之来谓之精，两精相搏谓之神，随神往来者谓之魂，并精而出入者谓之魄，所以任物者谓之心，心有所忆谓之意，意之所存谓之志，因志而存变谓之思，因思而远慕谓之虑，因虑而处物谓之智。

黄帝问岐伯说：针刺的法则，必须先研究病人的精神状态。因为血、脉、营、气、精、神，这都是五脏所藏的。至其失了正常，离开所藏之脏，五脏精气走失，魂魄也飞扬了，志意也恍乱了，智慧和思考能力离开了自身，为什么会这样呢？是上天的惩罚呢，还是人为的过失呢？什么叫德、气、生、精、神、魂、魄、心、意、志、思、智、虑？希望听到其中的道理。

岐伯回答说：天赋予我们人类的是德，地赋予我们人类的是气，由于天德下流与地气上交，阴阳相结合，使万物化生成形，人才能生存。所以，人体生命的原始物质，叫精；阴阳两精相结合产生的生命活动，叫神；随着神的往来活动而出现的知觉机能，叫魂；跟精气一起出入而产生的运动机能，叫魄；可以支配外来事物的，叫心；心里有所忆念而留下的印象，叫意；意念所在，形成了认识，叫志；根据认识而反复研究事物的变化，叫思；因思虑而有远的推想，叫虑；因思虑而定出相应的处理事物方法，叫智。

《素问·汤液醪醴论篇》有一段黄帝与岐伯的对话：

帝曰：形弊血尽而功不立者何？

岐伯曰：神不使也。

帝曰：何谓神不使？

岐伯曰：针石，道也。精神不进，志意不治，故病不可愈。今精坏神去，荣卫不可复收。何者？嗜欲无穷，而忧患不止，精气驰坏，荣泣卫除，故神去之而病不愈也。

黄帝问岐伯，当一个人形体破败了，气血也耗干了，治疗就很难见效，这是为什么啊？

岐伯说：病人的神气没有发挥应有的作用，医生也没有办法调动了。

黄帝接着问，什么是“神气没有发挥应有的作用”呢？

岐伯说：针石治病，只是引导血气而已，主要还在于病人的精神志意。如果病人的神气已经衰微，病人的志意已经散乱，那病是不会好的。而现在病人正是到了精神败坏、神气涣散，荣卫不能恢复的地步了。为什么会发展得这样重呢？主要是由于欲望太多，又让忧患萦心，不能停止，以致精气衰败，荣血枯涩，卫气消失，所以神气就离开人体，而疾病也就不能痊愈了。

中医认为一切疾病的发展顺序先是神病，然后是气病，再到血病，最后才到形病。简单来说，第一个阶段，先从精神、意志的层面开始出问题；第二个阶段，气的运行规律发生紊乱；第三个阶段，才是有形的疾病层面。

所以《灵枢·本神》提出对应的养生之法：“故智者之养生也，必顺四时而适寒暑，和喜怒而安居处，节阴阳而调刚柔，如是则僻邪不至，长生久视。”

因此，智者养生必定顺着四时来适应寒暑的气候，调和喜怒而安定起居，节制房事，调和刚柔。这样，虚邪贼风就不能侵袭人体，人的寿命自然可以延长，人也不易衰老了。

二、养神首先要养德

《灵枢·本神》："天之在我者，德也；地之在我者，气也。德流气薄而生者也。"岐伯说：天给予我们人类的是德，地给予我们人类的是气，天德地气交流搏击就产生了生命。养生必养德，德全不危方得"寿"。

德，指的是道德。《淮南子·览冥训》："夫道之与德，若韦之与革，远之则迩，近之则远，不得其道，若观鲦鱼。"意思是说，道与德的关系，好像革皮和韦皮一样，当你觉得道很遥远时，它却与你十分近；当你觉得它很亲近时，它却相距甚远。道，是宇宙正常轨道的标准，是联系着天、地、人的主轴，是事物运行的规律；德，则是人们相应道的行为，就像音乐的"同声相和"，也如皮革加工的"革与韦"。

道德的修炼其实是人的身心修炼。孔子在《论语·雍也》说："仁者寿"，即仁德者寿，谓道德崇高，怀有仁爱之心，胸怀宽广的人容易长寿。《礼记·中庸》讲“故大德……必得其寿”。《礼记·大学》：“富润屋，德润身。”《易传·坤卦》讲“积善之家，必有余庆，积不善之家，必有余殃”。《易传·系辞下》：“善不积不足以成名，恶不积不足以灭身。”明代养生家吕坤说：“仁可长寿，德可延年，养德犹养生，为第一要也。”

晋代医学家葛洪对养生有一个独特的见解：先治身，后养生。他说：要想养生，必先治身，身如难保，焉能养生。他强调养生的方法是，修身养性，一定要从细处做起，不要认为益处细小不起眼而不去求取，更不要以为害处轻微看不出伤害就不加防备。他在《抱朴子》中说，只有心地善良、动机纯洁的人，才有可能接受老师真心的指导，学有所得，并从细小、细碎、细微、细密之事做起，摒弃杂念，净化心灵，见素抱朴，“敬卒若始”，“睹财色而心不战，闻俗言而志不沮”。

古人为什么说养生先养德，德不修则寿损呢？这是因为与人为善，宽以待人，乐于助人，才能心平气和，心地宽广，坦然愉快地生活，使气血处于通畅的状态；与人为善，为人坦然开朗，可以享受人伦之乐；“善良”的人心态好，一身正气，精神内存，心安神宁，情志处于乐观、愉悦的状态，百病不侵。相反，一个人如果为人阴险奸诈，常做损人利己的事；或烦躁猜疑、满腹牢骚；或怨天尤人、大发雷霆；或作恶多端、恶语伤人；或幸灾乐祸、落井下石；或整天求名逐利、寝食不安，那么，即使吃山珍海味、灵丹妙药，也是无法获得心情愉悦而长寿延年的。现代医学研究表明，经常做坏事，且与人为恶的人，其身心常处于烦乱、不安的状态，心中“常戚戚”，在这种强刺激下，身体不可能强壮。巴西医学家丁斯经过十多年研究发现，屡犯贪污受贿罪的人，易患癌症、脑出血、心脏病、失眠等疾病而折寿。他调查了583名被指控犯有各种贪污受贿罪的贪官与同样人数的与人为善的清官在10年间的健康状况，前一组有60%的人生病死亡，后一组病死的仅占16%。美国的科研工作者对2 700人进行14年跟踪调查后发现，那些人际关系处理得好、肯牺牲个人利益、助人为乐的人，比那些为蝇头小利而争吵不休、为人固执、性格孤僻、斤斤计较的人，死亡率低2.5倍。①

现在，有些人处于亚健康的状态，到医院检查，各

---

① 赵叶：《养生先养德》，《养生月刊》2007年第12期。

项指标正常，做影像学检查、CT、核磁共振也没发现长有赘生物，但存在头晕、恶心、呕吐、失眠、脱发等问题。

以脾胃病为例，一个人如果经常埋怨，就会脾胃不好，胃出问题的先兆是胀气、反酸、恶心。在这个阶段去医院检查，各项指标显示没毛病，做幽门螺旋杆菌实验会发现是阴性，没有溃疡，没有出血，也没有炎症，做钡餐检查也没有问题。

原因在哪里？就在于他的人际关系紧张，心里有怨气，神经敏感，处于紧张状态久了，就造成自主神经功能紊乱，导致胃肠道蠕动减缓，甚至不蠕动，于是大量的食物停留在胃肠，就会胀气。可见，心理状态对人的健康至关重要。为此，现在各大医院都在建“身心医学治疗中心”，各中医院也建立了“未病防治中心”。

《尚书·洪范》中总结了“五福临门”：第一“长寿”，第二“富贵”，第三“康宁”，第四“好德”，第五“善终”。在传统文化中，第四福“好德”最重要，有着生性仁善、宽厚宁静的德是最好的福相。

《素问·生气通天论篇》里讲：“苍天之气，清净则志意治，顺之则阳气固。”意思是说，一个人心里清净后，精神自动就调整好了，气自动就顺了，阳气自然就坚固了，这样就不得病，得了病也容易好。

现代社会很难让人清净，报纸、微信、微博等传媒介质，让人心里填满了大量的信息。填得多却不疏导，心就堵了，心堵了之后的反应就是怨、恨、恼、怒、烦，这是一个自然而然的过程，装得越多就越烦，看得越多就越恨。

《太上感应篇》曰："吉人语善、视善、行善，一日有三善，三年天必降之福。"一曰语善，口是祸福之门，大则亡国灭身，小则家破人亡。口为心之苗，先善正其口，言而有信，传言以实，不彰人短，不炫己长，怒骂之声不施加于天地万物，是为口德，即为语善。二曰视善，于人识物，清心微笑，急怒脸色不施于众生，见人得失如己得失，常看人善良的一面，不善乃警己戒尺，即为视善。三曰行善，舍己救人，慈心于物，即为行善。若以真诚之心行之三年，天必降其福，地必随其愿，人必敬其德，吉人一生福寿。

那么，一个人如何修身养德呢？孟子提出了"爱生而不苟生"的积极养生观。他的"富贵不能淫，贫贱不能移，威武不能屈"，千百年来成为仁人志士的修身养德之名言。孔子的学生子夏认为，一个人有没有学问，他的学问的好坏，主要不是看他的文化知识，而是要看他能不能实行“孝”“忠”“信”等传统伦理道德，只要做到了后面几点，即使他说自己没有学习过，但他已经是有道德修养的人了。

意大利诗人但丁说：“道德常常能填补智慧的缺陷，而智慧却永远填补不了道德的缺陷。”贝多芬说：“使人幸福的是德行而非金钱。”一个人的德行正，就能够化消极为积极，化对立为统一，化敌意为善意，化阻力为助力。这些都属几何级的增长，必然会给自己的工作、生活创造一个良好的环境和氛围。相反，一个人的德行低劣，口碑就会不好，甚至到处遭人指斥、唾骂，就会心神不宁，寝食不安，不仅影响学习、生活与交友，而且对身心健康也大为不利。这就是孔子所说的“德润身”的道理。

清代养生家石天基认为“善养生者，当以德行为主”，并提出了常存安静心，常存正觉心，常存欢喜心，常存良善心，常存和悦心，常存安乐心，并将其作为养德之要诀。即要严控嗜欲，以正胜邪，保持乐观，一心利人，待人和蔼，苦中求乐。一个人如果长期自觉地修炼德行，就必然胸襟开阔，精神饱满。这样他对疾病的抵抗力也一定很强，身体也必然健康。

德，对于养生来说，关键在于“恬惔虚无”，养成一个良好的心态。《黄帝内经》认为“恬惔虚无，精神内守”，就能抵御疾病的侵袭。

《素问·阴阳应象大论篇》说：“知之则强，不知则老，故同出而名异耳。智者察同，愚者察异。愚者不足，智者有余。有余则耳目聪明，身体轻强，老者复壮，壮者益治。是以圣人为无为之事，乐恬惔之能，从欲快志于虚无之守，故寿命无穷，与天地终。此圣人之治身也。”

这段话的意思是说，懂得养生的人，身体就强健，不懂得养生的人，身体就容易衰老，本来是同时出生来到世上，却出现了强弱不同的两种结果。聪明的人，在没有生病的时候，就能够注意养生；而不聪明的人，只有在发病的时候，才知道调养。精力有余，就会耳聪目明，身体轻捷强健，即使老了，还显得健壮，强壮的人就更加强健了。所以明达事理的人，顺乎自然而不做无益于养生的事，以恬静的心情为快乐，持守虚无之道，追寻心志的快乐与自由，因此，他的寿命无穷尽，与天地长存。这就是圣人的养生方法。

《淮南子·俶真训》："静漠恬澹，所以养性也；和愉虚无，所以养德也。"意思是说，用恬淡寂静的心态，可以修养性情；用和气愉悦的宽广态度，可以培养德行。《淮南子·原道训》又说："故心不忧乐，德之至也；通而不变，静之至也；嗜欲不载，虚之至也；无所好憎，平之至也；不与物散，粹之至也。能此五者，则通于神明。""德""静""虚""平""粹"是五种修养的气度，当精神心性回归天性的境界，即修炼到"天人合一"的状态时，就能令五脏安宁，情绪平和，股骨有力，耳聪目明。

孙思邈也强调养生首要是养神、养德、养性。他在《备急千金要方·养性篇》中说："夫养性者，欲所习以成性，性自为善，不习无不利也。性既自善，内外百病皆悉不生。祸乱灾害亦无由作，此养性之大经也。善养性者，则治未病之病，是其义也。"他还引用嵇康的话说："养生有五难：名利不去为一难，喜怒不除为二难，声色不去为三难，滋味不绝为四难，神虑精散为五难。""五者无于胸中，则信顺日跻，道德日全，不祈善而有福，不求寿而自延，此养生之大旨也。"

孙思邈还说："百年之内，斯须之间，数时之活；朝菌蟪蛄不足为喻焉。可不自摄养而驰骋六情，孜孜汲汲，追逐名利，千诈万巧，以求虚誉，没齿而无厌。故养性者，知其如此。于名于利，若存若亡；于非名非利，亦若存若亡。所以没身不殆也。"孙思邈认为人生即使百岁，也是很短暂的，假如不善摄取，纵情于六情之间，追逐名利，必然为名利所累。善于养性的人，对功名利禄要若存若亡，泰然处之，才是有益于身心的。

国医大师孙光荣认为养生先养慈悲心，他恪守"俭以养廉，勤以补拙，躬以持身，恕以待人"的家训，始终保持平和心态，不斤斤计较名利得失。他认为，心态平和、为人忠厚，气机自然顺畅，身体也就能阴平阳秘，气血平衡。他有一颗慈悲心，对病人慈悲，尽心尽力看好病，从来不收病人礼金礼品；对家人朋友慈悲，伉俪和谐情深，家中其乐融融；尊重领导师长，交友有情有义；对他人慈悲，凡遭遇诋毁，均风轻云淡，一笑了之，不记仇，不动怒。他胸怀慈悲心，不忘进取心。做人"低调"：善于律己恕人，谦逊忍让；他淡于应酬，集中精力追求事业，他说："做中医一世，唯求为国为民为中医立德、立功、立言，能做多少是多少，但求心安。"

他认为，有一番事业可做，也是养心方法之一。人活着应该有所追求，在追求中体现自身价值，能为社会、为别人尽点心、尽点力、做点事，心态自会安定平和。他说："如果心胸狭隘，满脑满心都是羡慕、嫉妒、恨，锱铢必较，什么养生也没用。"

三、养神要重"调情志"

情志是指喜、怒、忧、思、悲、恐、惊七情。情志影响到人的五脏六腑气机的运行和气血的波动，对健康至关重要。过度强烈的情绪反应会影响神经系统的功能，破坏大脑皮层兴奋和抑制过程的平衡。持续的消极情绪会导致各种神经症或精神病，进而影响身体功能的发挥和运转。为此，要拥有健康的身心，必须拥有健康的情绪。保持健康的情绪，必须调情志，即今天常说的情绪管理。

《黄帝内经》认为，五脏五气五志存在着相互的依存关系。"天有四时五行，以生长收藏，以生寒暑燥湿风。人有五脏化五气，以生喜怒悲忧恐。故喜怒伤气，寒暑伤形；暴怒伤阴，暴喜伤阳。厥气上行，满脉去形。喜怒不节，寒暑过度，生乃不固。故重阴必阳，重阳必阴。”

大自然有四时的更替，五行的变化，形成了生长收藏的规律，产生了寒暑燥湿风的气候。人有五脏，五脏化生五气，产生喜怒悲忧恐五种情志。所以，过喜过怒会伤气，寒暑外侵会损伤形体；大怒会伤阴气，大喜会伤阳气。如果逆气上冲，血脉阻塞，也会神气浮越，离形体而去。因此，不节制喜怒，不调适寒暑，生命就不会稳固。

中医对情志引起的疾病给予有针对性的治疗，《儒林外史》中的“范进中举”就是以恐胜喜的医案。范进是一个50多岁的儒生，家中穷苦不堪，冬天还穿着单薄的衣服。他在几十年应试不中的情况下，由于主试官周进的抬举，中了举人。几十年的屈辱和委屈涌上了心头，梦寐以求的功名变成现实，范进却喜极而疯。这时，胡屠户（范进的丈人）凶神恶煞地走到他跟前，一个巴掌打过去，喜疯了的范进顿时昏倒于地。抹胸捶背之间，渐渐喘息过来，眼睛明亮，竟然不疯了。胡屠户是范进最畏惧的人，让胡屠户去打范进，正是以恐胜喜的情志疗法。

不良情绪会破坏机体的稳定和平衡，从而诱发疾病。

七情太过不仅伤“形”，而且伤“神”。《黄帝内经》指出：“七情致病，内伤脏腑，外伤气血。”孙思邈在《备急千金要方》中指出：“多思则神殆，多念则志散，多欲则志昏，多事则形劳，多语则气乏，多笑则脏伤，多愁则心慑，多乐则意溢，多喜则忘错昏乱，多怒则百脉不定，多好则专迷不理，多恶则憔悴无欢。此十二多不除，则营卫失度，血气妄行，丧生之本也。”

古今养生家和医家都非常重视对七情的调摄，以此作为健身、益寿或治疗疾病、促进药效的手段。《黄帝内经》总结了情绪的调摄法，指出当遇到意外事件要用平常心去对待，自解、自语、自悟，才能颐养真气，祛病增寿。

人在生命的历程中，往往会在家庭、工作、育儿、敬老等方面出现一些不如意的事情，造成大幅度的情绪波动，如喜、怒、悲、忧、惊、思、恐。假如我们不懂得去控制情绪，我们的生命将被情绪毁灭。我们的每一个脏腑都对应着一种情绪，过度、持久或变化剧烈的情绪都会伤害它们，如大喜伤心、大怒伤肝、大悲（忧）伤肺、多思伤脾、大恐（惊）伤肾。

喜伤心。一个人心情愉悦，对其身体健康是有很大帮助的。心能主血，心情愉快则气血运行正常，面色红润，心脑血管疾病也会减少。但过度的情绪波动，就容易出现心慌、心悸、头晕、头痛、血压上升等问题。

怒伤肝。大怒会生成肝脏方面的疾病。在现实生活中，确有“气死了”的现象。长期生气，容易导致肝气郁结。容易动怒既是伤害他人，也惩罚了自己。据调查，容易发怒的人患肝病、冠心病的概率比常人高。

悲（忧）伤肺。《素问·阴阳应象大论篇》：“忧伤肺，喜胜忧。”悲伤过度易损肺气。按经络学讲，肺经和大肠经是阴阳关系，大悲不仅伤肺还会造成肠道方面的疾病。

思伤脾。思劳过度，会导致脾虚，严重者会出现脾胃不和，造成消化方面的疾病。

恐（惊）伤肾。突然遇到惊恐，可以导致人的气机下陷，严重者会有小便失禁等现象。

以上七种情绪都会使健康出现问题，严重者会导致癌症、糖尿病、偏瘫、脑出血、心梗等疾病。因此，稳定的情绪才是人类健康的最重要因素。养生必先养情绪，养好了情绪就是养好了心态。心态平衡，则是人生最大的健康财富。

负面情绪是身体的最大杀手。据2019年世界卫生组织统计，与情绪有关的疾病已达200多种。在所有患病人群中，70%都和情绪有关。所有的负面情绪，比如说委屈、纠结、愤怒等，都会对人体自身的免疫水平乃至健康产生深远的影响。

那么，现代人如何“调情志”呢？

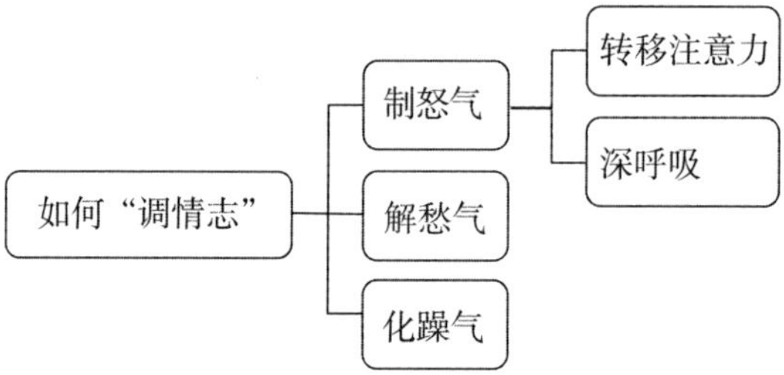

第一，制怒气。《黄帝内经》讲，“怒伤肝”，人发怒的时候，往往会脸红气急，这是气血往上冲的表现，高血压的人怒气冲冲，会导致脑出血。《三国演义》中的诸葛亮三气周瑜就是一个典型的例子。第一次，周瑜带兵攻打南郡，损兵折将，还中毒箭负伤，南郡被诸葛亮占领，“几郡城池无我分，一场辛苦为谁忙？”周瑜气得大叫一声，金疮迸裂。第二次，周瑜施行“美人计”，让孙权的妹妹嫁与刘备，“盛为筑宫室以丧其心志，多送美色玩好以娱其耳目”。哪知又为诸葛亮所识破，刘备带着孙夫人平安地回到荆州，周瑜“赔了夫人又折兵”，“两番弄巧翻成拙，此日含嗔却带羞”。周瑜又一次疮口迸裂，昏倒于地。第三次，周瑜施以“假途灭虢”之计，虚名收取西川，实取荆州，被诸葛亮识破，为蜀军所败。“一着棋高难对敌，几番算定总成空。”第三次箭疮复裂，坠于马下。周瑜醒后仰天长叹曰：“既生瑜，何生亮!”连叫数声而亡，英年早逝，年仅三十六岁。可见，周瑜不是病死的，是被气死的。

怒气，会直接危害心血管，当人暴怒时，肾上腺素和去甲肾上腺素分泌增多，血管收缩或冠状动脉痉挛，血液黏度增加，容易导致心肌缺血、缺氧，从而引起心绞痛，严重者导致心脏骤停，引发猝死。

《三国演义》第九十三回，有一个“武乡侯骂死王朗”的情节。

时魏主曹睿太和元年，司徒王朗随曹真出兵与诸葛亮对阵，两军相迎，列阵于祁山之前。王朗自告奋勇说：用一席话，管教诸葛亮拱手而降，蜀兵不战而退。三通鼓角已过，司徒王朗乘马而出，说了一通劝降之话，诸葛亮听了不但不为所动，反而大笑曰："吾以为汉朝大老元臣，必有高论，岂期出此鄙言！吾有一言，诸军静听：昔日桓、灵之世，汉统陵替，宦官酿祸；国乱岁凶，四方扰攘。黄巾之后，董卓、傕、汜等接踵而起，迁劫汉帝，残暴生灵。因庙堂之上，朽木为官，殿陛之间，禽兽食禄；狼心狗行之辈，滚滚当道，奴颜婢膝之徒，纷纷秉政。以致社稷丘墟，苍生涂炭。吾素知汝所行：世居东海之滨，初举孝廉入仕；理合匡君辅国，安汉兴刘；何期反助逆贼，同谋篡位！罪恶深重，天地不容！天下之人，愿食汝肉！今幸天意不绝炎汉，昭烈皇帝继统西川。吾今奉嗣君之旨，兴师讨贼。汝既为谄谀之臣，只可潜身缩首，苟图衣食；安敢在行伍之前，妄称天数耶！皓首匹夫！苍髯老贼！汝即日将归于九泉之下，何面目见二十四帝乎！老贼速退！可教反臣与吾共决胜负！"

王朗听罢，气满胸臆，大叫一声，撞死于马下。

从以上描述看，王朗是气逆导致心肌梗死而亡的。

少年林则徐虽然勤奋好学、才思敏捷，但是脾气过于急躁，经常会因一两句不遂心愿的话而怒火中烧。父亲林宾日因此给他讲了个故事：

两个大汉扭送了一名年轻人去官府，控告他是个十恶不赦的不孝之子。判官性子耿直而急躁，一怒之下，不容分说便命人打了年轻人五十大板。退堂时，一位老太拄着拐杖闯上堂来，哭哭啼啼地说："请大人救救我们吧！刚才有两个强盗溜进我家偷牛，被我儿子发现，想把他们扭送官府，不料，反被强盗捆走了。"判官这才知道自己的脾气被人利用了。

林则徐当下恍然大悟，后来他还在书房醒目处挂起了亲笔书写的横匾——"制怒"。

"制怒"的方法主要有两个：一是转移注意力，将自己的注意力从消极情绪转到其他方面，感到愤怒时，不妨想想让自己高兴的事儿。二是深呼吸，通过平稳的呼气、吸气练习，让波动的情绪慢慢稳定下来。一般性的怒火，在5～8次呼吸后可以平息。

第二，解愁气。当代社会，竞争激烈，不可预见、不可控制的突发事件随时都会发生，人们会产生不安全感，也对未来深深地忧虑、担心，这种情绪如果过度，也会对人的健康造成伤害。

《灵枢·邪气脏腑病形》说："黄帝曰：邪之中人脏，奈何？

"岐伯曰：愁忧恐惧则伤心，形寒寒饮则伤肺。以其两寒相感，中外皆伤，故气逆而上行。有所堕坠，恶血留内，若有所大怒，气上而不下，积于胁下则伤肝。有所击仆，若醉入房，汗出当风则伤脾。有所用力举重，若入房过度，汗出浴水则伤肾。"

黄帝问：邪气伤及五脏是怎样的？

岐伯说：愁忧恐惧会使心脏受伤，形体受寒，又喝了冷水，就会使肺脏受伤。因为两种寒邪交感，内外受伤，就会发生肺气上逆的病变。如从高处堕坠，淤血留滞体内，又因怒火刺激，气上冲而不下，郁结胁下，就会伤肝。被人打击跌倒，或醉后行房，出汗吹风，就会伤脾。如用力举重，或房事过度，或出汗以后，浴于水中，就会伤肾。

"是故怵惕思虑者则伤神，神伤则恐惧，流淫而不止。因悲哀动中者，竭绝而失生。喜乐者，神惮散而不藏。愁忧者，气闭塞而不行。盛怒者，迷惑而不治。恐惧者，神荡惮而不收。"

所以过分地恐惧忧思会损伤心神，心神损伤就会恐惧，使阴精流失不止。悲哀过度伤了内脏，会使气机竭绝，丧失生命，喜乐过度，会致喜极气散不能收藏。愁忧过度，就会使气机闭塞，不能流畅。大怒，就会使神志昏迷，失去常态。恐怖过度，就会由于精神动荡而精气不能收敛。

俗话说："愁一愁，白了头。"春秋战国有一个伍子胥一夜白了少年头的故事：

楚平王听信谗言，杀害了伍子胥的父亲和兄长，伍子胥携太子建之子胜出逃他国，一路上遭楚兵追杀。

伍子胥二人辗转到了昭关，过了这一关便进入吴国了。但是，此关有重兵把守，很难过关。伍子胥一连七天想不出过关的办法。有一天晚上，他夜不能寐，心烦意乱，卧而复起，翻来覆去，不觉熬到天亮。第二天，好友东皋公一见他，大惊道："你怎么一夜之间，头发全白了？"伍子胥一照镜子，果然全白了头，不由暗暗叫苦。东皋公反而高兴，终于找到了"出关"的办法，伍子胥改变了容貌，扮成一个仆人顺利出了关。

伍子胥虽然因白了头而蒙混过了关，但付出了容颜改变的代价。因此，一定要用积极乐观的情绪去生活，珍惜当下，过好每一天，减少不必要的忧愁，要相信“车到山前必有路，柳暗花明又一村”！

第三，化躁气。浮躁，是现代人的一大通病。许多人的心静不下来，烦闷、躁动，缺乏耐性。例如，开车急着往前奔，工作马马虎虎，这也是养生的一大忌，人的心处于躁动的状态，也就不能平和。

《三国演义》里，张飞绝对称得上顶天立地的英雄，力敌千军，战功显赫。但张飞性情暴躁，对士兵动辄打骂，滥施鞭笞、刑杀，手下官兵对他怀恨在心，终引致杀身之祸。杀了张飞的，正是他的贴身部下张达和范强。于是，很多人都不免慨叹，张飞一生征战沙场，出生入死，没有死在敌人的手中，而是死在自己士兵的刀下，真是可悲可叹！其实，张飞的死，是他自己酿的苦果，他的凶狠暴躁为他自己埋下了定时炸弹。像张飞一样，毁于自己所埋下炸弹的人不计其数，只不过，炸弹引爆时，人们只关注结果，却很少想起前因。

时下的不少人往往等不起，坐不住，急功近利，急于求成，缺乏耐心、韧性。其实，人生也如一场马拉松，把握好节奏，调节好心志，才能跑得长久，才能真正达到既定的目标。

无论是儒、释、道还是中医，都强调养神，在养神上都有一个共识，那就是“静”，以静养神。《道德经》提出“致虚极，守静笃”，只有心静神清，虚无恬淡，少思寡欲，顺应自然，柔弱居下，才能达到养神、养生的目的。儒家同样强调静的作用，《大学》提到“止定静安虑得”，六步中，前三步都与静有关。佛家强调“戒定慧”三学，灵台清静，静能生慧，慧能生智。

《黄帝内经》认为以静养神是养生之本。“静则神藏，躁则消亡。”强调心神清静、安宁。只有心静神安，才能不躁不乱，精气才能旺盛，邪气才不能侵犯，疾病才不会发生。静心，正是消除浮躁、急躁、烦躁的好方法。

《黄帝内经》一书充满了养生智慧，它告诉了我们天地之道，告诉我们生命健康之法，那就是以天地人和为总纲，以阴平阳秘为原则，以形神共养为法门，达到身、心、性、精、气、神的和谐统一，使人达到精神高贵、品德高尚、心情愉悦、健康高寿的养生境界！

附录　中国居民平衡膳食宝塔的说明

中国居民平衡膳食宝塔（以下简称“宝塔”）是根据《中国居民膳食指南（2022）》（以下简称《膳食指南》）的准则和核心推荐，把平衡膳食原则转化为各类食物的重量并以图形表示。

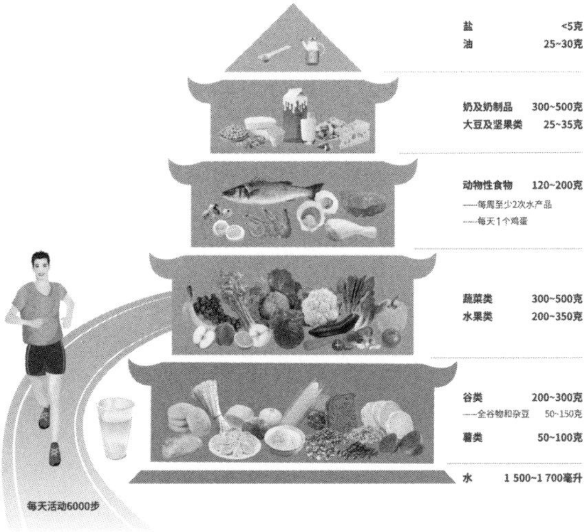

中国居民平衡膳食宝塔（2022）

中国居民平衡膳食宝塔形象化的组合，遵循了平衡膳食的原则，体现了比较理想的基本食物构成。宝塔共分五层，各层面积不同，体现了食物的种类和食物量的多少。五大类食物包括谷薯类、蔬菜水果类、动物性食物类、奶及奶制品和大豆及坚果类、烹调油和食盐类。宝塔的食物量是根据成年人一天 1 600 ~ 2 400 千卡的能量需求水平来设计的，宝塔旁边的文字注明成年人一天各类食物摄入量的建议值范围。

1. 第一层：谷薯类食物

谷薯类食物是膳食能量的主要来源（碳水化合物提供总能量的 50% ~ 65%），也是多种微量营养素和膳食纤维的良好来源。《膳食指南》中推荐 2 岁以上健康人群的膳食做到食物多样、合理搭配。以谷类为主是合理膳食的重要特征。在 1 600 ~ 2 400 千卡能量需求水平上，建议成年人每天摄入谷类 200 ~ 300 克，其中全谷物和杂豆类 50 ~ 150 克；薯类 50 ~ 100 克，从能量角度看，相当于 15 ~ 35 克大米。

谷类、薯类和杂豆类是碳水化合物的主要来源。谷类包括小麦、稻米、玉米、高粱等及其制品，如米饭、馒头、烙饼、面包、饼干、麦片等。全谷物保留了天然谷物的全部成分，是理想膳食的重要组成，也是膳食纤维和其他营养素的来源。杂豆包括大豆以外的其他干豆类，如红豆、绿豆、芸豆等。我国传统膳食中整粒的食物常见的有小米、玉米、绿豆、红豆、荞麦等，现代加工产品有燕麦片等，因此把杂豆与全谷物归为一类。2岁以上人群都应保证全谷物的摄入量，以获得更多营养素和膳食纤维。薯类包括马铃薯、红薯等，可替代部分主食。

2. 第二层：蔬菜水果类食物

蔬菜、水果是《膳食指南》中鼓励多摄入的两类食物。蔬菜、水果是膳食纤维、微量营养素和植物化学物的良好来源。在1 600～2 400千卡能量需求水平上，推荐成年人每天蔬菜摄入量至少达到300克，水果200～350克。蔬菜包括叶菜类、瓜菜类、根茎类、花菜类、葱蒜类、菜用豆类、水生菜类、多年生菜类及食用菌类（鲜）等。深色蔬菜是指深绿色、深黄色、紫色、红色等有颜色的蔬菜，每类蔬菜提供的营养素略有不同，深色蔬菜一般富含维生素、植物化学物和膳食纤维，推荐每天食用深色蔬菜的量占总体蔬菜的1/2以上。

水果种类繁多，包括香蕉类、荔枝类、果蔗类、荚果类、柑果类、聚复果类、落叶浆果类、常绿果树核果类、常绿果树浆果类、常绿果树坚（壳）果类、西甜瓜类等。推荐吃新鲜水果，在鲜果供应不足时可选择一些含糖量低的干果制品和纯果汁。

3. 第三层：动物性食物

鱼、禽、肉、蛋等动物性食物是《膳食指南》推荐适量食用的食物。在 1 600 ~2 400 千卡能量需求水平上，推荐每天鱼、畜禽肉、蛋摄入量为 120 ~200 克。

常见的水产品包括鱼、虾、蟹和贝类，此类食物富含优质蛋白质、脂类、维生素和矿物质，推荐每天摄入量为 40 ~75 克，有条件可以优先选择。新鲜的畜禽肉是优质蛋白质、脂肪和脂溶性维生素的良好来源，建议每天摄入量为 40 ~75 克，少吃加工类肉制品。目前我国汉族居民的肉类摄入以猪肉为主，且增长趋势明显。猪肉脂肪含量较高，应尽量选择瘦肉或禽肉。蛋类包括鸡蛋、鸭蛋、鹅蛋、鹌鹑蛋、鸽子蛋及其加工制品，蛋类的营养价值较高，推荐每天 1 个鸡蛋（相当于 50 克左右），吃鸡蛋不能不吃蛋黄，蛋黄含有丰富的营养成分，如胆碱、卵磷脂、胆固醇、维生素 A、叶黄素、锌、B 族维生素等，对各年龄段人群都有益处。

4. 第四层：奶及奶制品和大豆及坚果类食物

奶类和豆类是鼓励多摄入的食物。奶及奶制品和大豆及坚果类是蛋白质和钙的良好来源，营养素密度高。在全球奶制品消费中，我国居民的占比一直很低。在1 600～2 400千卡能量需求水平上，推荐每天应摄入至少相当于鲜奶300克的奶及奶制品。

大豆包括黄豆、黑豆、青豆等，其常见的制品有豆腐、豆浆、豆腐干及千张等。坚果包括花生、葵花籽、核桃、杏仁、榛子等，部分坚果的营养价值与大豆相似，富含必需脂肪酸和必需氨基酸。推荐大豆和坚果每天摄入量为25～35克，其他豆制品摄入量需按蛋白质含量参照大豆折算。建议每周摄入坚果70克左右（相当于每天10克左右）。

5. 第五层：烹调油和食盐

油、盐作为烹饪调料必不可少，但应尽量少用。推荐成年人平均每天烹调油不超过30克，食盐不超过5克。按照膳食营养素参考摄入量（Dietary Reference Intakes，简称DRIs）的建议，1～3岁人群膳食脂肪供能比应占膳食总能量的35%；4岁以上人群应占20%～30%。在1 600～2 400千卡能量需求水平上，脂肪的摄入量为

36～80克。其他食物中也有脂肪，在满足平衡膳食中其他食物建议量的前提下，烹调油需要限量。按照25～30克计算，烹调油提供10%左右的膳食能量。烹调油包括各种动物油和植物油，动物油如猪油、牛油、黄油等，植物油如花生油、大豆油、菜籽油、葵花籽油等。烹调油的使用也要多样化，应经常更换品种，以满足人体对各种脂肪酸的需要。

我国居民食盐摄入量普遍较高，盐与高血压关系密切，限制食盐摄入量是我国长期坚持的健康目标。除了少用食盐外，也需要控制隐形高盐食品的摄入量。

酒和添加糖不是膳食组成的基本食物，烹饪使用和单独食用时也应尽量避免。

6. 身体活动和饮水

相较于旧版《膳食指南》(《中国居民膳食指南(2016)》)，身体活动和饮水的图示仍包含在新版可视化宝塔图形中，强调增加身体活动和足量饮水的重要性。水是膳食的重要组成部分，是一切生命活动必需的物质，其需要量主要受年龄、身体活动、环境温度等因素的影响。低身体活动水平的成年人每天至少饮水1 500～1 700毫升(7～8杯)。在高温或高身体活动水平的条件下，应适当增加饮水量。饮水过多或过少都会给人体健康带来危害。来自食物的水分和膳食汤水大约占 1/2，推荐一天中饮水和整体膳食水（包括食物中的水，汤、粥、奶等）摄入量达到 2 700 ~ 3 000 毫升。

身体活动是能量平衡和保持健康的重要手段。运动等身体活动能有效地消耗能量，保证人的精神和机体代谢的活跃性。应努力养成天天运动的习惯，坚持每天多做一些消耗能量的活动。推荐成年人每天进行至少相当于快步走 6 000 步的身体活动，每周最好进行 150 分钟中等强度的运动，如骑车、跑步、庭院或农田的劳动等。一般而言，低身体活动水平的能量消耗通常占总能量消耗的 1/3 左右，而高身体活动水平者可高达 1/2。保持能量平衡，需要通过不断摸索，关注体重变化，找到食物摄入量和运动消耗量之间的平衡点。

来源：中国居民膳食网（http://dg.cnsoc.org/article/04/RMAbPdrjQ6CGWTwmo62hQg.html），有删改。

参考文献

1. 杨雷利：《彩色图解〈黄帝内经〉》，广州：广东科技出版社 2019 年版。

2. 潘树仁：《淮南鸿烈》，香港：中华书局（香港）2013 年版。

3. 钱婷婷编译：《黄帝内经·素问（全文全注全译图文版）》，南京：江苏科学技术出版社 2013 年版。

4. 傅佩荣：《傅佩荣译解庄子》，北京：东方出版社 2012 年版。

5. 焦振廉等校注：《备急千金要方》，北京：中国医药科技出版社 2011 年版。

6. 李玉清等校注：《神农本草经疏》，北京：中国医药科技出版社 2011 年版。

7. 姚春鹏译注：《黄帝内经》，北京：中华书局 2010 年版。